AF500644

RECHERCHES

SUR LA

SYNOSTOSE DES OS DU CRANE

CONSIDÉRÉE AU POINT DE VUE NORMAL ET PATHOLOGIQUE

CHEZ LES DIFFÉRENTES RACES HUMAINES

PAR

LE Dr F. POMMEROL

MEMBRE DE LA SOCIÉTÉ D'ANTHROPOLOGIE DE PARIS.

OUVRAGE ACCOMPAGNÉ DE DEUX PLANCHES LITHOGRAPHIÉES

PARIS

ADRIEN DELAHAYE, LIBRAIRE-ÉDITEUR

PLACE DE L'ÉCOLE-DE-MÉDECINE.

1869

Paris. A. PARENT, imprimeur de la Faculté de Médecine, rue Mr-le-Prince, 31.

TABLE DES MATIÈRES.

PRÉFACE

Il est de mon devoir, avant d'entrer en matière, d'adresser ici mes plus sincères remercîments à toutes les personnes qui m'ont prêté pour cette étude leur bienveillant et utile concours.

Je dois surtout remercier mon illustre maître M. le professeur Broca, dont il n'est pas besoin d'énumérer les titres, tant sont connus ses travaux dans les sciences anthropologiques et médicales; j'ai profité, autant que possible, des conseils qu'il a bien voulu me donner, des documents qu'il m'a fournis ou mis à même de me procurer.

Je dois beaucoup à notre éminent anthropologiste M. le Dr Pruner-Bey, si bienveillant pour le moindre ami de la science, et dont la riche bibliothèque m'a été ouverte avec la plus grande libéralité.

Grâce à l'extrême obligeance de M. le professeur Robin, j'ai pu prendre connaissance d'un ouvrage de première nécessité introuvable dans les bibliothèques publiques, le Recueil des mémoires de Virchow.

La plupart de mes observations ont été recueillies dans les principaux musées de Paris : M. le professeur de Quatrefages et M. le docteur Jacquart m'ont rendu cette tâche facile en me permettant d'étudier tout à mon aise les splendides collections de crânes qui se trouvent dans les galeries et le laboratoire d'anthropologie du Muséum.

Je dois à M. Belgrand, inspecteur général des ponts et chaussées, d'avoir pu examiner les crânes provenant de l'ancien cimetière Saint-Marcel, et destinés à orner bientôt les vitrines du futur musée Carnavalet.

Mon excellent ami M. Roujou, géologue, a mis à ma disposition tous les matériaux qu'il possédait, et son habile crayon m'a permis de donner ici les dessins des crânes qui m'ont paru les plus intéressants.

J'ai puisé de nombreux renseignements dans les Bulletins et les Mémoires de la Société d'anthropologie, dans les ouvrages remarquables des professeurs Virchow et Welcker. Si j'ai pu me mettre un peu au courant de la littérature d'Allemagne au sujet de la synostose des os du crâne, tout le mérite en revient à mon obligeant ami M. Morel, docteur ès lettres, qui a bien voulu me traduire les principaux passages des auteurs allemands qui ont traité cette question d'une manière toute spéciale.

RECHERCHES

SUR LA

SYNOSTOSE DES OS DU CRANE

CONSIDÉRÉE AU POINT DE VUE NORMAL ET PATHOLOGIQUE

CHEZ LES DIFFÉRENTES RACES HUMAINES

DÉFINITION ET DIVISIONS.

L'expression de *synostose* (de σὺν, avec, et ὀστέον, os) signifie, dans son sens le plus général, *union, fusion d'un os avec un autre*, et depuis longtemps elle est employée en Allemagne pour désigner ce que nous appelons *ankylose vraie*. Lobstein s'en est même servi comme synonyme d'*exostose périarticulaire*. Aujourd'hui, après les remarquables travaux des anatomistes allemands, Lucæ, Welcker et Virchow, le mot est adopté pour désigner plus spécialement l'union, la fusion, la soudure des os du crâne et de la face, ou, ce qui est la même chose, l'ossification, l'oblitération des diverses sutures qui résultent de la jonction de ces os.

Le phénomène de l'ossification des sutures s'observe non-seulement chez l'homme, mais encore chez tous les animaux vertébrés en possession d'un système osseux bien caractérisé ; il se manifeste normalement, physiologiquement, à un certain moment de la vie, variant avec l'espèce, la race et même l'individu, et toujours après le complet développement du crâne; on lui donne alors le nom de *synostose normale*. Comme on le voit paraître parfois à un âge assez avancé, certains auteurs, avec Welcker, lui ont encore donné le nom de *synostose*, d'*oblitération sénile*. D'un autre côté, il n'est pas très-rare de constater que l'ossification d'une ou plusieurs sutures s'est effectuée de très-bonne heure soit durant la jeunesse ou l'enfance, soit même durant la vie intra-utérine, sous l'influence de causes souvent morbides : de là une nouvelle espèce de synostose, la *synostose anormale*, *prématurée* ou *pathologique*.

Tels sont les deux grands ordres de faits que nous avons à examiner; mais, avant de faire sur chacun d'eux une étude particulière, que nous bornerons seulement à l'homme; nous jetterons un coup d'œil général sur l'historique de la question.

HISTORIQUE GÉNÉRAL.

Les anciens avaient fort bien remarqué que le nombre des sutures du crâne était sujet à varier, et c'est dans les écrits de la collection hippocratique que nous voyons cette variation indiquée pour la première fois. Dans le livre des *Lieux dans l'homme*, Hippocrate nous dit en effet que la tête a tantôt trois, tantôt quatre sutures (1). Dans celui des *Plaies de la tête*, il établit certains rapports qu'il croit exister entre le nombre et la situation des sutures, d'une part, et l'absence ou la présence des éminences de la tête, d'autre part : « Celui qui a une

(1) Œuvres complètes d'Hippocrate, traduction de E. Littré. 10 vol. in-8°, Paris, 1839-1861 ; tome VI, p. 285.

proéminence antérieure de la tête (j'appelle *éminence* la partie arrondie de l'os qui fait saillie au delà du reste), celui-là présente les sutures du crâne disposées comme la lettre *tau*, T : en effet, la ligne la plus courte est transversale à la proéminence; l'autre, traversant le milieu de la tête, s'étend longitudinalement jusqu'au col. Chez celui qui a la proéminence à la partie postérieure de la tête, la disposition des sutures est inverse de celle du cas précédent, car la ligne la plus courte est transversale à la proéminence, tandis que la plus longue, traversant le milieu de la tête, s'étend dans une direction longitudinale jusqu'au front. Celui qui a une proéminence de la tête dans les deux sens, en avant et en arrière, celui-là a les sutures disposées comme la lettre *eta*, H; des lignes, les deux longues sont transversales à l'une et à l'autre proéminence, la courte traverse longitudinalement le milieu de la tête et va se terminer aux lignes longues. Celui qui n'a de proéminence ni dans un sens ni dans l'autre, celui-là a les sutures disposées comme la lettre *chi*, X; des lignes, l'une va obliquement se rendre à la tempe, l'autre traverse longitudinalement le milieu de la tête (1). »

Hérodote considérait un crâne sans sutures comme un fait rare et prodigieux; il raconte qu'après la bataille de Platée, « en rassemblant en un même lieu les ossements des morts, on découvrit une tête sans aucune suture, le crâne fait d'un seul os, ainsi que deux mâchoires, l'une inférieure, l'autre supérieure, où les dents étaient tout d'une pièce; dents et mâchoires ne formaient qu'un os (2). »

(1) *Op. cit.*, tome III, p. 183, 185.

(2) Histoires d'Hérodote, traduction de P. Giguet, Paris, 1864; livre IX, n° 83, p. 540.

Ce fait n'étonnait pas moins Aristote qui le regardait comme une disposition tout à fait accidentelle (1). Mais voici deux autres auteurs grecs qui ont une opinion bien différente sur les sutures crâniennes. Aratus de Cilicie, astronome et poëte, affirme avoir vu plusieurs crânes sans sutures (2). Arrianus dans les *Expéditions d'Alexandre*, allant plus loin en généralisation, prétend qu'une semblable disposition est particulière aux Ethiopiens (2). C'était du reste l'opinion de Celse, qui avait dit avant Arrianus qu'il est rare de trouver un crâne sans sutures, mais que cependant, aux pays chauds, ce fait s'observe plus facilement (3).

Galien ne fit que développer l'idée d'Hippocrate (4). Les crânes qui avaient une éminence antérieure et une éminence postérieure, avec les sutures disposées en H, étaient considérés comme naturels, normaux; tandis que ceux dont les sutures étaient en forme de T ou de X constituaient des crânes altérés, déformés (φόξος).

Nous voyons d'après ces témoignages que, si les anciens anatomistes n'ont pas absolument ignoré le simple fait des crânes sans sutures, ils ont été aussi loin que possible de sa véritable interprétation. Pour eux un semblable crâne n'avait jamais eu d'autre conformation que celle qu'il présentait : nul ne songeait à rattacher aux progrès de l'âge le phénomène de la disparition des

(1) Aristotelis De natura Animalium, Théodoro Gaza interprete. Venetiis, 1504; lib. I, cap. 7; lib. III, cap. 7.

(2) Aratus et Arrianus, cités par Riolan, dans Anthropographia, Paris, 1826, p. 788.

(3) « Raro autem calvaria solida sine suturis est; locis tamen æstuosis facilius invenitur.» Celse, De Re medica, préface du livre VIII.

(4) Galien, De l'Usage des parties du corps humain, liv. IX, ch. 17.

sutures. Les uns, avec Hippocrate et Galien regardaient le manque de sutures comme propre à engendrer des maladies de tête ; d'autres, comme Celse (1), en faisaient un signe de santé.

Maintenant que nous connaissons l'opinion des anciens, nous allons, suivant l'ordre chronologique, voir ce qu'ont pensé les auteurs du moyen âge sur le point d'anatomie humaine dont nous tâchons d'esquisser l'histoire. Durant cette longue période de plus de mille ans, justement considérée comme le triomphe de la barbarie sur l'antique civilisation, nous avons beau chercher, nous nous trouvons dans une absence complète de toute espèce de document scientifique. Et, pour nous servir d'une métaphore consacrée, la nuit alors se fait tellement épaisse, que toute tradition avec l'antiquité semble à jamais rompue. Les œuvres anatomiques d'Aristote sont entièrement oubliées, Galien à peine connu, Hippocrate seul survit par l'École de Salerne (2).

Examinerons-nous les ouvrages des médecins arabes, dont les traductions latines pénétrèrent en Occident, vers le XIIe siècle ? On sait que ces prétendus savants n'ont guère été que les compilateurs de l'antiquité grecque. C'est en vain que nous demanderions à leurs écrits quelque renseignement nouveau. Jusqu'au XVe siècle, le moyen âge ne connut autre chose sur les sutures du crâne que ce qu'en avaient dit Hippocrate et Galien. La première observation d'un crâne sans sutures se trouve dans l'anatomie de Benedicti (1495) : « J'ai vu, dit-il, à Padoue, dans un amphithéâtre d'anatomie, un

(1) Celse, *loc. cit.*

(2) Voir sur l'Ecole de Salerne : Ch. Daremberg, La Médecine, Histoire et Doctrine, Paris, 1865.

crâne entièrement privé de sutures; à cause de leur ressemblance, on appelle ces sortes de têtes des têtes de chien (1). »

Ce singulier jugement, qui établit une ressemblance entre les crânes sans sutures et les crânes de chien, trouve ses éléments dans un passage d'Aristote (2). Du reste Benedicti, en constatant ce fait, est bien éloigné d'en découvrir la cause; car, à ce propos, il ne fait que rapporter l'opinion de Celse.

Mais voici le XVIe siècle. L'anatomie renaît ainsi que toutes les autres branches du savoir humain. Les anciens sont pris pour guides, mais leur autorité n'est plus aussi sacrée qu'autrefois. On veut voir par soi-même. De tous les brillants anatomistes qui vont se succéder, le premier qui paraît c'est Vésale, le divin Vésale, comme l'appelait son siècle. Avant tout autre nous devons le signaler ici, car c'est lui qui a découvert l'importante relation qui existe entre les progrès de l'âge et l'ossification des sutures. « Je ne suis, nous dit-il, nullement surpris qu'Hérodote et un grand nombre d'autres aient écrit qu'on trouvait en Perse, des crânes sans sutures, et qu'Aristote lui-même ait dit qu'on avait rencontré de son temps, un crâne absolument semblable, quand nous constatons chez les vieillards un effacement des sutures tellement complet, que parfois on n'en remarque aucune trace. Et cette ossification des sutures n'a rien de

(1) « Patavii vidimus in anatomices spectaculo calvariam solidam sine compagibus, ea capita canina dicuntur ob similitudinem. » Benedicti, Historia corporis humani sive anatome, lib. IV, cap. 7.

(2) « Pars hæc (calva) non simili modo in quoque genere animalium habetur. Aliis enim osse continuo calva perficitur, ut cani; aliis compacto, ut homini..... Sed jam et viri caput visum sine ulla sutura est. » Aristote, De natura animalium, lib. III, cap. 7.

bien étonnant, puisque nous observons encore à cet âge l'union et la soudure des vertèbres (1). » Après Vésale, la connaissance de la cause générale de la synostose normale est acquise définitivement à la science. Toutefois on adopte encore les vues d'Hippocrate et de Galien sur les sutures et les éminences de la tête. Grâce à la méthode scolastique et à l'autorité des anciens, si puissantes alors, le crâne n'a rien à envier au syllogisme; comme lui, il a ses figures bien déterminées. Ces figures étaient :

1re *Figure.* — Existence des éminences antérieure et postérieure; sutures en H.

2e *Figure.* — Absence de l'éminence antérieure; absence de la suture coronale; sutures en T.

3e *Figure.* — Absence de l'éminence postérieure; absence de la suture lambdoïde, sutures en T.

4e *Figure.* — Absence des deux éminences; sutures en X.

La première figure était dite naturelle (*figura naturalis*); les trois autres formaient le groupe des figures non naturelles, *dépravées* (*figuræ depravatæ*). Non content de cette simple division, chacun voulait compléter ce qu'on pourrait appeler la *théorie des figures du crâne*; et l'on discuta beaucoup pour savoir si on admettrait une cinquième figure comprenant les crânes dont la largeur l'emporterait sur la longueur. A ce propos, on citait le crâne d'un idiot qui se trouvait à Venise (2).

(1) Andreæ Vesalii, Opera omnia anatomica et chirurgica, Lugduni Batavorum. 2 vol. in-fol., 1725; tom. I, lib. I, cap. 6.

(2) Gabrielis Fallopii, Observationes anatomicæ, Coloniæ, 1547, p. 29.

Vésale s'était complétement rallié à cette manière de voir; il trouvait même moyen de l'accorder avec ses propres observations. Pour cela, on serait tenté de le regarder comme un observateur superficiel ou un admirateur quand même de la science antique. Ce serait, toutefois, lui faire un reproche qu'il n'a point mérité, comme nous le montrerons dans la suite. C'est à Fallope, son disciple, qu'il appartenait de porter les premiers coups à la théorie des figures. Après avoir examiné les crânes qui se trouvaient dans les riches ossuaires de Ferrare et de Florence, il se crut en droit de réduire à néant la vieille conception hippocratique. « Je n'ai jamais pu comprendre, dit-il, pourquoi cette relation que le grand Hippocrate dit exister entre les sutures et les proéminences de la tête a été approuvée par tous les anatomistes dont j'ai pu avoir quelque connaissance. Cette manière de voir s'éloigne autant que possible de la vérité; tous ceux qui auraient voulu, comme moi, étudier cette question, auraient pu clairement le reconnaître. » Et quelques lignes plus loin, il ajoute « n'avoir jamais observé de suture oblitérée et entièrement disparue, si ce n'est sur des crânes de vieillards. » Fallope, faisant ses observations dans des ossuaires, ne pouvait savoir l'âge précis des crânes qu'il examinait. Tous ceux qui avaient une certaine amplitude, et dont les os étaient durs et épais, il les considérait comme ayant appartenu à des vieillards (1). Avec ces seules don-

(1) Nunquam observavi aliquam suturam obliteratam ac ex toto delatam nisi in calvariis senum, si recte senum calvarias cognoscere potui, assumpto veritatis argumento a crassitie ossis ac duritie, atque ab ipsius calvariæ amplitudine. (Fallope, Observations, etc., p. 32 et 33.)

nées, il n'a pu faire autrement que de commettre quelques erreurs; car nous savons aujourd'hui que les sutures peuvent s'oblitérer à tous les âges, et que les caractères crâniens précédents ne s'observent pas toujours chez les vieillards, que même on en rencontre qui sont absolument contraires. L'opinion des anciens sur les sutures et les éminences de la tête ne venait pas moins de recevoir un démenti formel, et Fallope ne fut pas le seul à s'inscrire contre elle. Sylvius (du Bois), Eustachi, Colombo, la rejettent à leur tour. Malgré ces autorités, il y eut encore des anatomistes qui conservèrent les idées de Vésale, de Galien et d'Hippocrate; elles furent même enseignées jusqu'au milieu du XVIIe siècle. Parmi ceux qui firent le plus pour accorder les opinions des anciens avec les faits récemment observés, en première ligne nous devons citer Riolan, *le prince des anatomistes*, comme l'appelaient ses contemporains (1), et un des plus violents adversaires de la circulation du sang. Ici, comme en tout, il choisit le juste milieu. « J'avoue, dit-il, que cette proposition de Galien, que le nombre et la position des sutures varient suivant la figure de la tête, n'est pas toujours vraie ; elle n'est pas aussi entièrement fausse (2) » Mais l'amour de l'antiquité n'était pas la seule raison qui empêchât les anatomistes d'embrasser les vues de Fallope. On comprend que, parmi les crânes examinés, il devait certainement

(1) I. Geoffroy Saint-Hilaire, Histoire naturelle générale, tome Ier, note de la page 49.

(2) Equidem fateor hoc effatum Galeni, pro capitis figura suturarum numerum et positum immutari, non esse perpetuæ veritatis : non omnino tamen falsum. (Riolan, Commentarius in Galeni librum de ossibus; in Anthropographia, p. 782.)

s'en trouver plusieurs sur lesquels la lambdoïde ou la coronale était oblitérée ; et quand cette disposition coïncidait avec un occiput ou un front peu saillant, rien ne semblait plus naturel que de trouver là une véritable relation de cause à effet. C'est très-probablement cette manière d'interpréter qui maintint Vésale dans l'erreur.

Pendant que Riolan s'efforçait de replacer la question sous l'autorité des anciens, d'autres anatomistes parvenaient presque à l'en dégager entièrement. Bartholin n'admet que d'une manière tout à fait exceptionnelle les rapports constants qu'Hippocrate et Galien affirment exister entre les sutures et les éminences du crâne ; et les expressions de *figures vicieuses* ou *dépravées* deviennent pour lui synonymes de *déformations crâniennes*, dont il reconnaît onze espèces (1). Diemerbroeck partage cette manière de voir et avance en même temps que ces déformations se produisent, soit dans le sein maternel, soit durant les accouchements difficiles, où la tête fœtale est soumise à une pression considérable (2).

Jusque là, nous n'avons fait que rapporter strictement les idées des auteurs de l'antiquité et de la Renaissance, nous les examinerons maintenant sous un jour plus philosophique pour tâcher d'en découvrir la raison. Comment les anciens ont-ils édifié cette synthèse qui, à première vue, nous paraît si bizarre ? A-t-elle été faite de toute pièce, d'un seul jet de l'esprit,

(1) Gasp. Bartholini, Institutiones anatomicæ, Lugd. Batav., in-8°, 1641 ; lib. IV, p. 448, 449, 452.

(2) Diemerbroeck, Opera omnia anatomica et medica, Ultrajecti, in-fol., 1685, p. 523.

dans le silence du cabinet, comme on dirait aujourd'hui? En ce cas, son unique raison, reposant sur les caprices d'une imagination ingénieuse, se mettrait, par cela même, en dehors de toute critique scientifique, et nous n'aurions pas à nous y arrêter plus longtemps. D'autre part, malgré leur passion généralisatrice, nous savons que les savants, les philosophes de la Grèce, n'ont pas dédaigné d'observer directement la nature pour en surprendre les lois : Hippocrate, Aristote, Théophraste, sont là pour en témoigner. Cette théorie ne pourrait-elle pas alors prendre sa source dans l'observation pure, et sa base, d'apparence légitime, ne serait-elle pas assise, du moins en partie, sur des faits incomplétement interprétés, qui ont dû se présenter parfois aux anciens observateurs? De ces faits, nous en avons déjà cité tout un ordre, capables d'engendrer l'erreur, quand on ne tient pas compte de la notion d'âge : c'est l'absence de certaines sutures sur des crânes de vieillards, coïncidant avec le peu de développement de certaines éminences.

Ceux dont il nous reste à parler se rapportent à la synostose anormale. Si nous examinons la question sous ce dernier aspect, nous serons porté à lui trouver un certain air de demi-vérité. En effet, nous verrons plus tard que, d'après M. Virchow, l'oblitération prématurée de la suture coronale amène un aplatissement du front, et, par cela même, la disparition de la proéminence antérieure de la tête; tandis que celle de la lambdoïde, ayant pour effet de raccourcir le crâne, tend aussi à effacer la proéminence postérieure. Rien ne nous empêche de supposer que les anciens aient observé des cas de synostose prématurée; mais ont-ils connu la valeur de ce phénomène, en d'autres termes, Hippocrate est-il le père de la théorie de M. Virchow? On peut, sans craindre une erreur, répondre ici négativement; les passages que nous avons précédemment cités n'autorisent pas un seul moment le doute. Il n'en est pas moins très-curieux de voir l'illustre Virchow et le père de la médecine se rencontrer, à travers bien des siècles, sur le terrain même de la synostose.

En résumé, notre avis est qu'on doit considérer les idées des anciens, qui produisirent plus tard la théorie des figures, moins comme un produit pur de l'imagination, que comme une généralisation trop précipitée de faits dissemblables, insuffisants et mal observés.

A partir du XVIIIe siècle, cette vieille conception anatomique perd tout rang dans la science et pour toujours tombe dans l'oubli. Conformément aux doctrines régnantes, les phénomènes intimes de l'ossification reçoivent alors une explication iâtro-mécanique, et l'on établit, progrès considérable, une analogie complète entre l'ossification des cartilages suturaux et celle des cartilages épiphysaires (1). Les observations de synostose normale et prématurée se multiplient; elles sont recueillies et classées avec soin : tout enfin est préparé pour entrevoir les rapports qui existent entre l'état des sutures et le développement du cerveau. Sœmmering, à la fin du XVIIIe siècle (2), Meckel, au commencement du nôtre (3), commenceront de dégager ces importantes relations.

(1) Winslow, Mém. de l'Acad. des sciences, année 1720. Hunauld, ibid., année 1730. Boerhaave, Prælectiones academicæ, Turin, 1743; 5 vol. in-4°, tom. II, ps. 434, 435 et 541.

(2) Sœmmering, Vom Baue des menschlichen Kœrpers, Francfort-sur-le-Mein, 1791-1796; 5 vol. in-8°; tome Ier : Knochenlehre.

(3) Meckel, Handbuch der pathologischen Anatomie (Manuel de l'a-

Nous arrêterons ici l'exposition historique de notre sujet. En la présentant d'une manière générale, nous avons été obligé de passer sous silence plus d'un détail intéressant que nous aurons soin de ne pas négliger dans les études qui vont suivre.

natomie pathologique), trad. Brechet et Jourdan; Paris, 1825, 3 vol. in-8°, tome Ier, p. 589 et suiv.

DE LA

SYNOSTOSE NORMALE

I.

CARACTÈRES GÉNÉRAUX.

Les caractères généraux de la synostose normale sont ceux qui se manifestent de la même manière et dans les mêmes circonstances chez toutes les races humaines. Toujours constants et identiques, ils ne subissent jamais que de légères variations. De ce nombre est la marche de l'ossification, considérée d'une manière absolue, c'est-à-dire en elle-même.

a. Sur tous les crânes dont nous avons pu examiner la surface interne, nous avons toujours constaté que l'oblitération se faisait d'abord sur cette surface. Là, quand les sutures sont ouvertes, elles sont représentées par de simples lignes dans la jeunesse et l'âge adulte.

On peut donc affirmer que toutes les fois, qu'à la table externe d'un crâne, une certaine partie d'une suture est en voie d'oblitération, la partie correspondante, à la table interne, est entièrement effacée. En même temps, l'ossification se fait suivant un autre sens. Quand, sur un crâne qui a macéré ou séjourné dans la terre un temps suffisant pour amener la destruction des cartilages synarthrodiaux, on examine une suture non complètement oblitérée, on remarque, à la place des cartilages, des sillons d'autant plus *étroits* et moins *profonds*, que l'ossification est plus avancée. Cependant, ce phénomène est moins nécessaire, moins constant que le premier. Quand il manque, les sillons partiellement oblitérés sont en même temps larges et évasés. Et c'est surtout dans ces cas que les sutures se ferment en laissant à leur surface des dépressions, des saillies, des rugosités, d'autant plus prononcées que les dents sont plus longues, plus nombreuses, et plus compliquées. Si les os sont au même niveau, et si la marche de l'ossification se fait en obéissant à la dernière condition, alors les deux os de la suture se soudent d'une manière si intime, si égale, qu'il est parfois impossible d'en trouver la direction primitive.

Ainsi donc, l'ossification des sutures du crâne se fait toujours de l'intérieur à l'extérieur, et en même temps des bords de la membrane suturale à sa partie moyenne.

Cette loi s'applique surtout aux sutures dentelées. Nous serons moins affirmatif pour les sutures écailleuses. Nous avons constaté une seule fois, il est vrai, sur le crâne d'un vieillard, que la synostose de la temporo-pariétale s'effectuait au moyen de petits ponts jetés d'un os à l'autre, transversalement à la direction de la suture. C'est de cette façon que s'opère parfois la soudure des vertèbres, chez les sujets d'un âge très-avancé (1).

b. Toutes les sutures, transverses et latérales, s'ossifient d'une manière symétrique. La synostose normale rentre dans la grande loi de symétrie, qui préside, en

(1) Dictionn. encyclop. des sciences médicales. (V. le mot Age, p. 171.)

biologie, à la formation et au développement des organes de la vie de relation. Quand, par exemple, on observe la soudure de la spbéno-frontale droite, celle du côté gauche est généralement soudée en même temps. Si une certaine partie latérale de la lambdoïde ou de la coronale est ossifiée, la partie symétrique l'est aussi. Quand l'ossification envahit le bregma ou le lambda (1), on la voit de ces points s'étendre uniformément et également de chaque côté.

Il y a, toutefois, à cette règle quelques exceptions à signaler. Ainsi, il peut se faire que l'ossification ne se manifeste d'abord que d'un seul côté (synostose unilatérale), ou bien sur une suture droite en même temps que sur une suture gauche, d'ordre différent (synostose alterne) ; elle peut être plus prononcée d'un côté que de l'autre (synostose symétrique retardée) ; enfin la symétrie peut n'être pas très-parfaite (synostose insymétrique). Mais d'après nos observations, nous croyons pouvoir dire que ces cas sont assez rares, surtout ceux de synostoses unilatérale et alterne. Les deux autres sont de beaucoup les plus fréquents.

La marche du phénomène est généralement différente pour les sutures médio-longitudinales. Pour elles, il n'est qu'un cas où l'on peut dire que leur synostose est symétrique, c'est quand elle se produit uniformément suivant toute leur longueur ; mais ce cas est le plus rare de tous. Sur la sagittale, le plus souvent l'ossification commence dans la quatrième division de Welcker,

(1) On appelle *bregma* le point de rencontre de la sagittale et de la coronale ; le *lambda* est le point de rencontre de la sagittale et de la lambdoïde. (Broca, Sur les points singuliers de la voûte du crâne, dans Bulletin de la Société d'anthropologie, année 1862, p. 17.)

entre les deux trous pariétaux, là où la suture est le plus simple (1). Parfois aussi, elle a lieu dans la division centrale, ou sur les divisions antérieure et postérieure en même temps. Presque toujours quand l'ossification existe aux deux extrémités, on peut constater l'envahissement simultané de la partie médiane de la coronale et du sommet de la lambdoïde. Réciproquement, quand l'une de ces parties ou toutes les deux sont envahies, elles déterminent l'oblitération de l'une ou des deux extrémités de la sagittale. Parfois encore, l'ossification marche franchement d'avant en arrière ou d'arrière en avant. Comme on voit, il n'y a aucune règle bien précise pour la synostose des pariétaux.

Quant à l'ossification de la médio-frontale, elle paraît se faire de haut en bas : il est très-commun d'observer sur des crânes d'adultes des traces de cette suture à sa partie inférieure ou nasale.

L'oblitération des sutures bi-nasale et maxillo-nasale est un phénomène de la plus haute importance. Il se remarque souvent chez les races inférieures, et surtout chez les nègres, tandis qu'il est excessivement rare chez les races supérieures. Cette particularité anatomique est considérée comme un caractère *simien*, parce que sous ce rapport elle établit une ressemblance entre le nègre et le singe, chez qui cette conformation est normale. Sur les crânes que nous avons examinés, et qui présentaient une synostose nasale, nous avons souvent vu l'ossification commencer par la partie inférieure.

(1) Welcker, pour la facilité de l'étude, partage la suture sagittale ou bipariétale en cinq divisions égales, comptées d'avant en arrière. La quatrième division est souvent disignée sous le nom d'*interforaminale* à cause de sa situation ordinaire entre les trous pariétaux.

c. Une suture étant donnée, l'ossification est généralement plus tôt terminée aux endroits les plus simples. Nous avons déjà dit que l'ossification de la sagittale commençait souvent par la division interforaminale. Les portions temporales et supérieures de la coronale (1), la partie occipito-mastoïdienne de la lambdoïde sont plutôt oblitérées que les parties où les dentelures sont plus compliquées. Les endroits simples des sutures présentent, à longueur égale, une surface cartilagineuse moins grande que les autres endroits : serait-ce là la raison du fait que nous signalons ?

d. La synostose normale a des tendances spéciales à se généraliser assez rapidement, c'est-à-dire à se manifester en plusieurs points à la fois. De plus, les parties entièrement effacées se confondent graduellement par des parties moins effacées avec celles qui sont encore ouvertes. Aussi, toutes les fois que sur un crâne adulte on trouvera une ossification locale, nette, tranchée,

(1) La suture coronale ou fronto-pariétale resulte, comme on sait, de l'articulation des pariétaux avec le frontal ; elle présente, suivant les endroits où on l'examine, des caractères très-différents. A sa partie inférieure, sur une étendue de 3 à 4 centimètres, elle est très-simple, sans dentelures et consiste en une ligne presque verticale, à peine ondulée. Le pariétal et le frontal forment en cet endroit une véritable suture écailleuse. Si nous partageons en deux parties à peu près égales l'espace compris entre le point médian de la coronale et la limite supérieure de la portion précédente, nous obtenons deux portions dont l'inférieure présente des dentelures plus longues et plus rameuses que la supérieure, et cela d'autant moins que l'on se rapproche davantage du point médian. On peut donc reconnaître trois portions dans chaque moitié de la coronale : 1° la portion *inférieure, linéaire,* toujours limité en haut par la *ligne courbe temporale* et que pour cela nous appellerons avec M. Pruner-Bey *portion temporale ;* 2° la *portion compliquée ;* 3° la *portion simple* ou *supérieure.* La séparation des deux dernières est toute conventionnelle.

bien limitée, aussi étendue à la table externe qu'à la table interne, sans traces visibles de dentelures, avec fusion complète des os, on pourra presque à coup sûr diagnostiquer une synostose précoce, remontant à une époque assez éloignée. Welcker est arrivé à signaler les mêmes différences : « L'oblitération des sutures a, dit-il, des caractères tout-à-fait dissemblables, selon qu'elle frappe un crâne jeune ou un crâne d'homme âgé. D'habitude les deux formes de l'oblitération frappent d'abord, pour chaque suture, les mêmes places. *L'oblitération enfantile* soude ordinairement les os, suivant toute leur épaisseur, l'ossification a des limites bien définies et ne fait pas de sauts. *L'oblitération sénile* commence par souder çà et là quelques dents de la suture, de sorte qu'il reste des lacunes ou intervalles ; fréquemment aussi la soudure des *tables vitrées* est déjà achevée, tandis qu'extérieurement on voit encore des endroits intatcts (1). »

II

ÉPOQUE D'APPARITION.

A quel âge commence normalement la soudure des os du crâne? Il n'y a pas encore bien longtemps, presque tous les anatomistes étaient unanimes pour assurer que cette soudure avait lieu dans la vieillesse. Réponse vague ; aussi l'oblitération des sutures était-elle généralement regardée comme un caractère très-secondaire quand il s'agissait de déterminer l'âge d'un crâne. La science aujourd'hui peut répondre d'une manière un

(1) H. Welcker, Untersuchungen über Wachsthum und Bau des menschlichen Schædels, Leipzig, in-4°, 1862, p. 139, § 3.

peu plus précise, bien qu'il reste encore sur ce point beaucoup à faire et à observer, pour l'élucider complétement.

Deux méthodes se présentent à l'esprit pour résoudre ce problème important.

La première, qu'on peut appeler *approximative*, consiste à étudier dans les musées ou les collections particulières un nombre considérable de crânes. C'est ainsi que s'y prenaient Vésale et Fallope; mais comme à leur époque il n'existait nulle part de collections officielles de crânes, grâce aux lois sévères contre la profanation des morts, ils allaient dans les cimetières faire leurs observations ostéologiques. Comme eux, on se trouve alors dans l'obligation de déterminer préalablement l'âge des divers crânes au moyen des seules données de l'ostéologie, abstraction faite, bien entendu, de celles fournies par l'ossification des sutures. L'usure plus ou moins grande des dents, l'état des alvéoles et des maxillaires plus ou moins altérés et atrophiés, la raréfaction et la légèreté, l'épaississement et la densité anormale du tissu osseux, les dépressions produites à la table interne par les *glandes de Pacchioni*, la forme, les dimensions des sillons artériels, la capacité plus ou moins grande des sinus frontaux, tels sont à peu près tous les caractères qui permettent à l'observateur de conjecturer sur l'âge d'un crâne. Nous disons *conjecturer*, parce qu'il est impossible d'arriver à une détermination précise. En effet, tous ces caractères sont sujets à de très-nombreuses variations tenant à une multitude de causes: ainsi l'usure des dents, considérée comme un des meilleurs, dépend avant tout de la *qualité* du tissu dentaire et du genre d'alimentation. Il y a sous ce rapport, entre les divers peuples, les diverses races, et dans les mêmes localités, entre les divers habitants, des différences considérables (1). La résorption du tissu alvéolaire est un signe qui n'est pas moins trompeur, car il peut se manifester de très-bonne heure si la chute des dents, par suite de carie ou de toute autre affection, a eu lieu prématurément. Bien des fois nous avons observé un véritable anachronisme entre l'état des sutures et certains signes ostéologiques *séniles*. Les glandes de Pacchioni (*granulations méningées*) ne laissent pas toujours des traces à la table interne des pariétaux, et leur mode d'évolution doit varier avec chaque sujet. Les sillons des artères méningées peuvent être déformés considérablement par l'état athéromateux (*artérite déformante*), l'épaississement des os augmente leur profondeur et les change même en véritables canaux; mais entre quelles limites d'âge ces phénomènes se manifestent-ils? Rien n'est variable comme la forme et les dimensions des sinus frontaux; tantôt ils sont très-notablement agrandis, tantôt plus ou moins diminués, et même entièrement oblitérés. Chacun de ces caractères varie avec la race, le sexe, le tempérament, l'hygiène, l'état social, les habitudes des individus. Il est inutile de dire que toutes ces variations sont à peine

(1) Dans certains villages d'Auvergne, surtout ceux bâtis sur le plateau granitique, il existe encore des moulins dont les meules sont de granit. La farine qu'ils fournissent donne un pain contenant une multitude de petits grains de quartz qui usent les dents avec assez de rapidité. La *pierre meulière*, généralement employée aujourd'hui dans la confection des meules, est une roche qui, à cause de son homogénéité se désagrége bien moins facilement que les roches granitiques; aussi la farine qu'elles fabriquent n'est-elle jamais graveleuse comme celle obtenue par les meules de granit.

connues, les recherches sur ce point étant encore à faire.

Malgré cette critique contre les signes crâniens chronologiques, on ne peut en méconnaître toute l'importance : quand ils se trouvent réunis et bien coordonnés, on peut arriver à une certaine approximation, suffisante peut-être dans la pratique, mais insuffisante, à notre avis, quand il s'agit de déterminer, en se basant sur eux, l'âge où commence l'oblitération des sutures.

La seconde méthode, la seule vraiment scientifique et capable de donner des résultats certains, consisterait à faire pour les sutures du crâne ce qu'on a fait pour le cerveau quand on en a voulu connaître le poids et les circonstances qui le font varier ; jusqu'à ce jour, personne ne l'a tentée, à part M. Broca, et la raison de cette négligence est qu'on a toujours considéré l'ossification des sutures comme un phénomène d'un ordre très-secondaire, sans importance aucune. Les recherches nombreuses pour se rendre compte du développement du cerveau ont été à peu près nulles quant à son enveloppe osseuse, et cependant comment saisir les influences morbides que le crâne exerce sur le cerveau et le cerveau sur le crâne, si une étude préalable n'a pas fixé les rapports qui existent à l'état sain entre l'organe et son enveloppe ?

Pour résoudre d'une manière décisive la question de la date de la synostose normale, il faudrait donc recueillir un nombre suffisant de crânes ayant appartenu à des individus dont on aurait tous les renseignements nécessaires pour ce qui concerne l'âge, le sexe, la race, etc. De cette façon seule, il serait possible d'élucider à fond le phénomène dont nous parlons, d'en connaître et d'en préciser les principales causes de variations et les limites entre lesquelles elles se produisent. Pour arriver à cette connaissance, les matériaux contenus dans nos musées sont tout à fait incomplets. La plupart des crânes qui s'y trouvent ont été recueillis plus ou moins longtemps après la mort : aussi, si les renseignements sont le plus souvent suffisants quant au lieu de la provenance et à la détermination de la race, ce n'est que par un très-grand hasard qu'on en trouve quelques-uns avec des indications d'âge, de profession (1), etc., notées durant le vivant des individus.

Ce que nous avons maintenant à faire, c'est d'établir le plus exactement possible l'époque d'apparition de la synostose normale avec les seuls documents encore épars dans la science, et cela non-seulement suivant les individus, mais encore suivant les races. A la manière de Gratiolet, dans ses Études sur les sutures, nous partagerons les races humaines en deux grands groupes, les races supérieures et les races inférieures.

Races supérieures. — Elles constituent le groupe qu'on appelle ordinairement *caucasique*, *blanc* ou *indo-européen*. Chez elles, l'individu atteint généralement son développement complet vers l'âge de 30 ans, et quand son existence n'est entravée par aucun accident ou ma-

(1) In homine longævo, qui corpus suum perpetuis laboribus exercuit, musculi dorsi, semispinalis, longissimus, sacrolum balis, vix musculi naturam retinent, tendines ossei fiunt, ossa vero duriora, quam pro natura sua, uti manifestum est in suturarum evanescentia, quæ in seniorum cadaveribus observatur. (Hermanni Boerrhaave, Prælectiones academicæ, tome II, p. 435.)

ladie il peut parvenir jusqu'à l'âge de 80 ou 90 ans, très-rarement à un âge plus avancé. D'après les auteurs, l'époque où commence chez ces races l'oblitération des sutures varie d'une manière assez notable.

A ce sujet, nous connaissons déjà l'opinion de Fallope, qui affirmait que cette oblitération ne s'observait jamais que sur des crânes de vieillards (1). Aussi, la rencontre de ce phénomène sur des crânes d'adultes est-elle considérée par Ed. Sandifort, comme un cas pathologique (2). En 1740, Hunauld écrit : « La soudure qui se fait pour l'ordinaire de bonne heure dans les deux pièces du coronal, se fait aussi entre tous les autres os du crâne, mais dans la vieillesse seulement (3). » « Dans le vieillard, dit Bichat, plusieurs os de la base du crâne se soudent ensemble, comme le sphénoïde avec l'occipital, le premier avec l'ethmoïde, etc..... Les sutures s'effacent d'abord en dedans, puis en dehors, et le crâne finirait par n'être qu'une seule pièce, si la mort ne prévenait ce phénomène (4). » Voici maintenant l'opinion de Meckel : « Chez les personnes très-avancées en âge, les os unis pendant la plus grande partie de la vie par une simple substance cartilagineuse qui ne leur permet d'exécuter aucun mouvement, se soudent presque tous ensemble (5). » On voit qu'après Meckel, on n'était guère plus avancé que les premiers anatomistes de la Renaissance sur la date de la synostose, car tout le

(1) Fallope, *loc. cit.* p. 32, 33.

(2) Ed. Sandifort. Observationes anatomico-pathologicœ. Lugd. Bat., in-4°, 1777, lib. III., cap. 8

(3) Hunauld, Mém. Acad. des sciences., an. 1740.

(4) Bichat, Traité d'anatomie descriptive, 1819, tom. Ier, p. 58.

(5) Meckel, Manuel d'anatomie générale, tom. Ier, p. 690.

monde ne faisait que répéter qu'elle apparaît dans la vieillesse. C'est même ce qu'ont continué de faire les collaborateurs de M. Cruveilher; car, à ce propos, nous lisons simplement dans la dernière édition de son *Traité d'anatomie* que, « chez le vieillard, la trace des sutures s'efface en partie, en sorte qu'il semblerait, dans certains cas, que le crâne ne forme qu'une seule pièce (1). » Ce n'est que dans ces dernières années que la question est un peu sortie du vague désespérant où jusqu'alors elle s'était tenue. Nous trouvons dans la médecine légale de Briand et Chaudé (2) que, « pendant une partie de l'âge adulte,... les sutures du crâne se soudent de plus en plus intimement. » Cette affirmation est tout aussi courte que celle des anciens anatomistes, mais elle a l'avantage d'être un peu moins générale. Enfin, voici des renseignements plus précis émanant de deux de nos plus célèbres auteurs, MM. Broca et Sappey. M. Broca, lors de la mémorable discussion qui eut lieu, en 1861, à la Société d'anthropologie, sur les rapports du cerveau et de l'intelligence, nous dit, dans son savant travail *sur le volume et la forme du cerveau*, que « les os du crâne, distincts dans l'enfance, sont presque toujours soudés chez le vieillard; la soudure de ces os met un terme à l'accroissement du crâne, comme la soudure des épiphyses met un terme à l'accroissement des os des membres et du tronc; mais tandis que celle-ci est complète, dans les points les plus attardés, vers l'âge de 25 ans, celle-là, chez les individus de notre race, est incomparablement plus tardive; il n'est pas rare de trouver certaines sutures du

(1) Traité d'anatomie descriptive, in-8°, Paris, 1862, p. 522.
(2) Manuel complet de médecine légale, in-8°, Paris 1856, p. 522.

crâne encore ouvertes chez des hommes de 50 ans et même au delà (1). » Plus tard, M. Broca, à propos d'observations *sur les empreintes cérébrales* qu'il communiqua à la même Société, affirma « qu'en général l'ossification des sutures du crâne n'est complète que vers 45 ou 50 ans (2). » Les renseignements que nous donne M. Sappey, dans la nouvelle édition de son *Traité d'anatomie*, ne sont pas moins précieux : « A 35 ou 40 ans, dit-il, les os du crâne ont acquis leur épaisseur définitive ; mais ils continuent à croître en surface, et la cavité crânienne continue à croître en capacité, aussi longtemps que la couche fibreuse intersuturale n'est pas épuisée, c'est-à-dire jusqu'à l'époque où les sutures s'ossifient. Cette époque est très-variable suivant les individus. Chez quelques-uns, les os ne commencent à se souder qu'à 60 ou 65 ans ; chez la plupart, leur soudure débute à 40 ou 45 ans. » Et plus loin : « Les os du crâne sont soudés, pour la plupart, de 75 à 80 ans. A cet âge, on les voit se continuer presque tous par leur face interne. Mais beaucoup de sutures restent encore très-distinctes sur la face externe ; elles s'effacent peu à peu de 80 à 90 ou 95 ans (3). » Dans son article sur le mot Age (*Médecine légale*), M. Tourdes nous apprend que « chez beaucoup de sujets, à 30 ans, l'effacement est très-avancé à la face interne du crâne ; à la face externe, les dentelures persistent beaucoup plus longtemps et ne disparaissent

(1) Bull. Soc. anthrop., an. 1861, p. 179.

(2) *Id.*, an. 1863, p. 200. — M. Broca a fixé cette époque d'après des crânes, recueillis dans les hospices de Bicêtre et de la Salpêtrière, et dont ils connaissait l'âge précis.

(3) Sappey, Traité d'anatomie descriptive, 2e édition, Paris, 1866, tom. Ier, p. 183, 184.

qu'à un âge très-avancé (1). » C. Vogt, parlant du crâne d'un microcéphale âgé de 44 ans, sur lequel « la suture sagittale est complétement oblitérée ainsi que la suture lambdoïde dans sa partie supérieure où elle se joint à la suture sagittale, » les autres étant encore ouvertes, ajoute que « la soudure des sutures supérieures est assez commune dans les individus parvenus à l'âge de ce microcéphale (2). » Parmi les crânes que nous avons examinés dans les galeries anthropologiques du Muséum, nous n'en avons rencontré qu'un seul qui montrât un commencement d'ossification des sutures et dont l'âge fût donné. C'est le n° 88 de la *Collection de Gall*. Il a appartenu à un assassin du département de Seine-et-Marne, exécuté à l'âge de 46 ans. Comme il ne paraît présenter aucune anomalie de forme et de développement, on peut très-bien considérer son ossification comme naturelle. Cette ossification est très-apparente dans la troisième et quatrième division de la sagittale, à la table externe; à la table interne, elle doit certainement être plus étendue, ce qui ferait penser que son début remonte aux environs de la quarantième année.

En nous basant sur ces seuls renseignements, nous croyons qu'on peut admettre que la synostose des os du crâne commence à se manifester entre 40 et 50 ans.

Mais si l'oblitération des sutures peut débuter dès la quarantième année, à quel âge cette oblitération est-elle complète, en d'autres termes, quand les divers os du crâne sont-ils réunis en un seul? Nous avons vu que M. Sappey fixait cet âge entre 80 et 95 ans; ce qui ex-

(2) Dict. encycl. des sc. méd., tom. II, p. 171.

(3) C. Vogt, Mémoires sur les microcéphales ou hommes-singes, Genève, 1867, in-4°, p. 15 et 18.

plique suffisamment pourquoi, dans les collections de crânes, il en existe si peu qui soient tout d'une pièce. Il n'est donc pas étonnant que du temps d'Hérodote on considérât de pareils crânes comme un véritable prodige. Mais cette limite extrême peut encore être reculée, et nous citerons à ce propos le fait remarquable d'un crâne qui porte le n° 171 de la *Collection de Gall*, ainsi que l'inscription suivante : *Vieillard mort à 102 ans, qui a conservé toutes ses facultés intellectuelles jusqu'au dernier moment de sa vie.* Malgré son âge si avancé, il s'en faut de beaucoup que toutes les sutures de ce crâne soient oblitérées. La moitié postérieure de la sagittale, une étendue peu considérable de la lambdoïde, au niveau du lambda, la portion temporale droite de la coronale et la sphéno-frontale du même côté, sont les seules qui soient plus ou moins effacées; toutes les autres sont très-nettes et très-distinctes. Ce crâne est parfaitement conformé et son volume paraît être considérable. C'est bien là, sans contredit, celui d'un de ces hommes dont le cerveau, suivant l'expression de Gratiolet, conservait, malgré les ans, une éternelle jeunesse.

Ce que nous venons de dire sur l'époque d'apparition de la synostose ne se rapporte pas aux sutures médio-frontale (1) et sphéno-occipitale, car ces deux sutures se

(1) On l'appelle encore *suture frontale*, mais cette appellation peut la faire confondre avec la suture *fronto-pariétale*, que quelques auteurs désignent indistinctement du nom de *coronale* ou de *frontale* (C. Vogt., *op. cit.*, p. 87). Il est d'usage aujourd'hui, dans la nomenclature anatomique, de donner aux sutures un nom en rapport avec celui de chaque os qui les constitue; on devrait donc, pour être logique, d'après les notions d'ostéogénie et d'anatomie comparée, l'appeler la suture *bi-frontale*.

soudent longtemps avant les autres, malgré l'opinion de Bichat sur la dernière.

La suture médio-frontale est une de celles qui ont le plus attiré l'attention des anciens observateurs; et c'est probablement sa persistance ou son absence sur des crânes adultes qui faisait dire à Aristote que le crâne de la femme n'a qu'une seule suture circulaire, tandis que celui de l'homme en possède trois qui, se réunissant au sommet de la tête, forment une figure triangulaire (1). Aussi, plus tard, grandes furent les discussions parmi les anatomis'es : les uns affirmaient que cette suture était spéciale à la femme, les autres à l'homme. Vésale prétendait que, très-rare chez l'homme, elle se trouvait plus rarement encore, pour ne pas dire jamais, chez la femme, qu'elle était surtout le propre des fronts larges et anguleux (*lata angulosaque frons*), et que, sur vingt crânes qu'on rencontre dans un cimetière, il y en a à peine deux où l'os du front soit divisé (2). Au contraire, Riolan (3) et Monro (4) soutiennent qu'elle est plus commune chez la femme que chez l'homme; tandis que Sœmmering affirme qu'elle se trouve indistinctement chez l'un ou l'autre sexe, que le front soit droit ou fuyant, large ou étroit (5). Mais Fallope est le premier qui ait découvert la constance de la suture médio-frontale ou *bi-frontale* chez l'homme; et c'est parce que son oblitération était très-précoce que ce

(1) Aristote, De nat. animal, lib. III, cap. 7.

(2) Vésale, *op. cit.*, lib, Ier, cap. 6.

(3) Riolan, Isagoges de ossibus, cap. 23

(4) Monro, Traité d'ostéologie trad. par Sue, 2 vol. in-fol; Paris, 1759, tom. Ier, p. 47.

(5) Sœmmering, De corp. hum. fabricâ, p. 96

phénomène avait jusqu'alors passé inaperçu. « Chez tous les enfants, dit-il, que j'ai disséqués, âgés d'un an environ, j'ai observé que la suture sagittale s'étendait toujours jusqu'aux os du nez; de sorte que chez tous les très-jeunes sujets, l'os du front est composé de deux parties. J'ai même constaté cette disposition chez quelques enfants âgés de sept ans, au-dessous de cet âge chez quelques autres, rarement chez de plus âgés, mais toujours chez tous ceux qui n'avaient pas dépassé un an (1). » Suivant Meckel, « la soudure des deux frontaux, qui commence presque toujours pendant le cours de la première année, est tout à fait achevée vers la fin de la seconde (2), » et ajoutons avec M. Sappey, « en laissant en bas une fissure verticale de 10 à 12 millimètres de hauteur qui ne disparaît qu'à la sixième ou septième année, quelquefois même plus tard; chez certains individus elle persiste toute la vie (3). »

Quant à la suture sphéno-occipitale, elle s'oblitère beaucoup plus tard que la bi-frontale, mais cependant bien avant les autres sutures du crâne; aussi cette particularité a-t-elle décidé Sœmmering à décrire l'occipital et le sphénoïde comme un seul os appelé *basal*, *basilaire* ou *sphéno-occipital* (4). Cette ossification se fait de très-bonne heure chez tous les mammifères; chez l'homme, elle a presque toujours lieu entre quinze et seize ans, longtemps après la soudure des deux sphénoïdes, tandis que chez la plupart des autres mammi-

(1) Fallope, *op. cit.*, p. 30.
(2) Meckel, *op. cit.*, p. 642.
(3) Sappey, *op. cit.*, p. 124
(4) Sœmmering, *op. cit.* p. 101.

fères les sphénoïdes antérieur et postérieur restent continuellement distincts (1).

Dans certains cas de microcéphalie, cette soudure semble être retardée. C'est ce que Gratiolet a observé sur trois crânes microcéphales, dont un de race nègre et les deux autres français. « Le crâne était fort petit chez ces trois nains; un peu plus petit que dans le chimpanzé ou l'orang. Cette excessive réduction ne portait que sur la partie supérieure du crâne. Sa base était fort peu ossifiée; chez ces trois sujets le basilaire occipital était séparé par un disque cartilagineux du basilaire sphénoïdal, quoique l'un de ces enfants eût environ 14 ans. Ces os étaient eux-mêmes presque entièrement cartilagineux; ils étaient d'ailleurs assez volumineux. Le rocher et l'ethmoïde, loin d'avoir subi une réduction, semblaient avoir acquis un plus grand développement que dans l'état normal » (2).

Chez les microcéphales, d'après Vogt, « la suture sphéno-basilaire est ouverte chez tous les enfants, fermée chez tous les adultes sans exception. Elle se comporte absolument comme chez l'homme normal, où elle est aussi toujours fermée lorsque le développement dentaire est accompli » (3).

Races inférieures. — Chez les races inférieures ou sauvages, comme l'Australien, le Hottentot, le Nègre, etc.,

(1) Meckel, Traité général d'anatomie comparée; trad. franc. de Riester et Samson; 10 vol. in-8°. Paris, 1829, tom. III, IIe partie, p. 231, 232.

(2) Gratiolet, Sur la microcéphalie, in Mem. Soc. anthrop, tom. Ier, p. 62, 66.

(3) Mém. sur les microcéph., p. 89.

l'ossification des sutures commence plus tôt que chez les races blanches; généralement aussi ces sutures sont moins compliquées et les os du crâne plus épais. Gratiolet a, le premier, signalé dans les races éthiopienne et alfourienne ces rapports qui ne sont pas, il est vrai, toujours constants, mais qui n'en sont pas moins très-dignes de remarque (1). Ainsi, «chez les Esquimaux, l'ossification est précoce et les sutures sont peu compliquées, les dentelures rares et peu profondes. Le crâne est très-léger et en général assez mince, surtout dans la région occipitale, qui est plutôt inférieure que postérieure » (2). La synostose hâtive ne comporte donc pas fatalement un crâne à parois épaisses. M. Pruner-Bey a noté aussi, sur un crâne de Ghiliak, «massif et très-pesant,» une oblitération précoce des sutures, ajoutant qu'on «l'observe quelquefois sur des crânes provenant du haut Nord» (3). Ce savant anthropologiste, dans un mémoire (4) lu à la Société d'anthropologie, nous donne, quant au sujet qui nous occupe, des détails de la plus haute importance. Nous apprenons que dans la race négritique la soudure des os du crâne commence «déjà même dans la jeunesse,» et qu' «elle paraît s'effectuer plus promptement chez la femme que chez l'homme. » M. Pruner-Bey a encore observé que « souvent, à la base du crâne, on trouve la suture basilo-sphénoïdale ouverte. » M. Broca a présenté à la Société d'anthropologie le crâne d'une négresse âgée d'environ 21 ans, où

(1) Comptes-rendus de l'Acad. des sciences, an. 1856.
(2) Mém. Soc. anthrop., tom. Ier, p. 184.
(3) Bull. Soc. anthrop., an. 1867, p. 575.
(4) Mém. sur les Nègres, in Mém. Soc. anthr., tom. Ier.

« toutes les sutures étaient également ossifiées » (1), ainsi que le crâne d'un nègre de Tombouctou, âgé de 30 ans, chez lequel « les frontales seules étaient soudées » (2). « Dans les races les moins perfectibles, dit Gratiolet, les sutures sont plus simples et s'effacent de très-bonne heure; elles disparaissent quelquefois plus ou moins complétement chez des sujets de 30 à 40 ans » (3).

On peut arriver à la démonstration du fait de la synostose précoce chez les nègres par un procédé très-simple : sur 28 crânes nègres, nous avons observé 13 fois (46 fois sur 100) une synostose plus ou moins avancée, tandis que sur 200 crânes de momies égyptiennes, nous n'avons vu le cas que 57 fois, c'est-à-dire 28 fois sur 100. A nombre égal, il y a donc chez les nègres plus de crânes soudés que chez les anciens Égyptiens, et cette différence considérable ne peut guère s'expliquer qu'en supposant que l'ossification des sutures chez les premiers est plus hâtive que chez les seconds.

Nous avons vu que Celse considérait les crânes sans sutures comme assez communs dans les pays chauds, et qu'Arrianus faisait de cette conformation un caractère propre aux Éthiopiens. Ces affirmations ne nous doivent pas étonner maintenant, car elles trouvent une interprétation toute naturelle dans les faits que nous venons de rapporter.

(1) Bull. Soc. anthrop., an. 1866, p. 510.
(2) *Id.*, an. 1868, p. 150 et an. 1863, p. 199.
(3) Bull. Soc. anthrop., an. 1860, p. 563.

III

DE LA PERSISTANCE DE LA SUTURE MÉDIO-FRONTALE CHEZ LES DIFFÉRENTES RACES.

La persistance de la suture médio-frontale, jusqu'à l'âge adulte, a été, ces dernières années, l'objet d'observations intéressantes de la part surtout des anatomistes anglais et allemands. Nous allons, sur cette question, donner les détails aussi complets que possible. Nous avons déjà fait connaître quels étaient, à cet égard, les opinions des anciens : nous n'avons pas à y revenir.

Cette suture n'est pas rare dans les races européennes. Au Museum of the Army medical Department, à Netley, M. John Thurnam, « sur 169 crânes de soldats anglais, nés en Angleterre ou en Irlande, en a trouvé 16 sur lesquels elle était persistante ou presque 1 sur 10 » (1). Chez les Allemands, Welcker l'a rencontrée 1 fois sur 9 (2). Le Dr Leach, en examinant les crânes des catacombes de Paris, l'a constatée 1 fois sur 11 environ (3). Sur 510 crânes parisiens qui sont au musée de la Société d'anthropologie, 37 sont pourvus de cette suture (1 sur 14). Nous avons vu que Vésale était arrivé à peu près au même résultat, puisqu'il l'a signalée dans la proportion de 2 sur 20.

Si maintenant des races supérieures nous passons

(1) J. Thurnam, On synostosis of the cranial Bones, Lond. in-8, 1865, p. 6.

(2) Welcker, Wachstum und Bau, p. 99-100.

(3) Clift, Catal. Mus. coll. Surgeons, part. III, 1831, p. 7.

graduellement aux races inférieures, nous allons voir cette proportion diminuer peu à peu. D'après les recherches de Welcker, on ne la trouve que 1 fois sur 14 chez les Mongols, 1 fois sur 17 chez les Malais, et chez les Américains et les Éthiopiens 1 fois seulement sur 53 (1). Comme on voit, les nègres qui occupent le bas de l'échelle intellectuelle sont aussi ceux qui offrent le moins souvent la persistance de la suture médio-frontale. Chez eux, d'après M. Pruner-Bey, cette suture « se trouve infailliblement soudée, et il n'a trouvé qu'une seule exception à cette règle dans bon nombre de cas qu'il a pu examiner » (2). Thurnam ne l'a pas observée une seule fois sur les 90 crânes nègres de la collection de Barnard Davis (3) ; tandis que, dans une série de 166 crânes semblables au Muséum du département médical de l'armée, il y en a 4 où elle a persisté (4). Pour notre propre compte, parmi tous les crânes nègres que nous avons vus, soit au Muséum, soit à la Société d'anthropologie, nous n'avons observé qu'un seul cas de suture médio-frontale, le n° 187 de la collection de Gall. Sur 116 crânes basques, presque tous dolichocéphales, qui sont au Muséum de la Société d'anthropologie, 4 seulement, ou 1 sur 29, présentent cette particularité, et l'un d'eux (n° 24) est très-brachycéphale.

Thurnam a aussi constaté cette suture sur des crânes de l'*âge de la Pierre polie*. Sur 100 ou 120 crânes provenant des *Long Barrows* d'Angleterre, il l'a trouvée

(1) *Op. cit.*, p. 99, 100, 143.

(2) Pruner-Bey, mém. déjà cité.

(3) Thurnam, On synostosis, etc., p. 6.

(4) Williamson, Human crania in Mus. Army medic. Depart, 1857, p. 78.

1 fois, c'est-à-dire dans la proportion de 1 sur 25 ou 30; tandis que sur les crânes brachycéphales des *Round Barrows*, il l'a vue 1 fois sur 15 (1). La dolichocéphalie ne favorise donc pas la persistance de cette suture; nous savons que les nègres, bien différents sous d'autres rapports des hommes des Long Barrows, sont tous dolichocéphales.

« Sur 184 crânes de différents âges que nous avons observés, disent MM. Rambaud et Renault, nous avons rencontré cette suture médiane parfaitement accusée :

à 25 ans	......	1 fois.	
de 27 à 28 —	......	2 —	
à 30 —	......	1 —	
à 35 —	......	1 —	
de 60 à 65 —	......	4 —	(2)

Total 9 ou à peu près 1 sur 20. Ces résultats sont en complète discordance avec ceux que nous avons signalés. Il est probable que la série de MM. Rambaud et Renault se composait d'un grand nombre de crânes dolichocéphales.

Enfin M. Nicolucci, savant anthropologiste italien, a signalé la persistance assez fréquente de cette suture sur les anciens crânes ligures de la vallée du Pô (3).

Après cette exposition des faits, demandons-nous quelle peut en être la raison physiologique. Elle réside évidemment et dans le cerveau et dans son enveloppe, le crâne. Supposons que le développement général des lobes antérieurs du cerveau se fasse d'une manière plus

(1) Thurnam, *loc. cit.*

(2) Rambaud et Renault, Origine et développement des os, Paris, 1864, p. 126.

(3) Bull. Soc. anthr., an. 1865, p. 260.

rapide, plus active que l'ossification des bords internes des deux frontaux, il est certain que ces deux os ne pouvant se mettre en contact immédiat resteront séparés tant que l'accroissement cérébral l'emportera sur l'accroissement osseux. On comprend ainsi pourquoi cette anomalie est plus commune chez les races brachycéphales, qui ont le front large transversalement, que chez les races dolichocéphales qui ont, dans ce sens, le front plus étroit. Au contraire, si l'ossification est plus énergique que le développement des parties antérieures du cerveau, il arrivera nécessairement que les bords des frontaux pourront, sans obstacle, se mettre rapidement en contact, et une soudure précoce en sera la conséquence. Cette interprétation rend parfaitement compte de la grande rareté de la suture médio-frontale parmi les races négritiques : ces races étant dolichocéphales, et les parois de leurs crânes étant fort épaisses, sont ainsi soumises aux deux grandes causes qui empêchent cette suture de persister longtemps.

Cette persistance peut être favorisée par certaines influences morbides. Sur 22 crânes d'aliénés, nous en avons observé 4, ou 1 sur 6 environ, sur lesquels la suture médio-frontale était très-apparente, proportion énorme qui trouverait son explication naturelle dans l'expansion parfois considérable que subit si souvent le cerveau des aliénés, par suite d'hydrocéphalie, d'hypertrophie ou de toute autre altération.

Il ne serait pas impossible que la scrofulose ait une certaine tendance à empêcher la soudure des frontaux, en altérant la nutrition du système osseux ; car sur les quatre cas précédemment mentionnés, il y a deux crânes avec cette indication : *Scrofuleux devenu imbécile.*

Sur des crânes de suppliciés, nous l'avons notée 6 fois sur 47 ou 1 fois sur 8. Sous ce point de vue, les criminels se trouveraient placés entre les aliénés et les individus normaux (1).

C'est le cas de rapporter ici les remarquables résultats auxquels est arrivé Welcker en étudiant la suture médio-frontale :

1. « Le crâne à suture frontale, qu'on doit considérer comme une forme secondaire du crâne ordinaire (*brachycephalia frontalis*), se distingue par une grande largeur de l'espace qui est entre les deux bosses frontales, par une moindre élévation du front, par un plus grand degré de brachycéphalie qui se rencontre en ce cas avec une diminution de la hauteur du crâne, ainsi que par une disposition à avoir les mâchoires portées en arrière.

« La base du crâne est raccourcie, la valeur moyenne de la capacité interne du crâne est un peu augmentée, la largeur de la paroi qui sépare les deux cavités orbitaires est notablement agrandie, les yeux sont plu-

(1) Les crânes d'aliénés se trouvent dans la collection de Gall. Ceux à suture médio-frontale sont les nos 141, 276, 286 et 435.

Pour les crânes de suppliciés, 27 sont dans la collection précédente, et 20 au Musée Orfila. Ceux à suture médio-frontale sont, parmi les premiers, les nos 122, 176, 178, 204, et parmi les seconds, les pièces marquées G. 492, G. 442.

Dans une autre vitrine de la collection de Gall, ou sont rangés 38 crânes normaux de gens de toutes sortes, de toutes conditions : hommes de lettres, prédicateurs, soldats, prêtres, cartomanciens, etc., 3 (1 sur 13) présentent la suture médio-frontale, proportion normale. Ni cette vitrine, ni les autres n'ont été disposées pour une étude spéciale des sutures ; des faits qu'elles nous fournissent, nous pouvons tirer logiquement des conclusions générales.

tôt portés de côté et leurs axes montrent une forte divergence.

2. « La *crista frontalis* manque au crâne à suture frontale ou elle n'a qu'un très-faible développement.

3. « Souvent les sinus frontaux font défaut, ou bien il n'y a de sinus que dans l'un des os semi-frontaux. Si les deux sinus existent, une paroi intermédiaire, très-souvent absente du crâne ordinaire, se remarque alors fréquemment.

4. « En général, l'ensemble des formes de la tête et du visage révèle même chez le vivant, par un simple regard, la présence de la suture frontale.

5. « Si cette suture n'a pas subi l'oblitération enfantile, d'habitude elle se ferme dans le cours de la première année, elle montre alors la plus faible tendance à se souder, et comme l'ont déjà observé des auteurs plus anciens, son oblitération sénile commence rarement avant que la suture sagittale ait commencé à s'oblitérer.

6. « Les crânes à suture frontale sont atteints de synostose plus rarement et plus tard que les crânes ordinaires.

7. « Cette suture est particulièrement rare chez les races qui ont la distance des bosses frontales petite et les yeux rapprochés.

8. « Sa persistance à l'âge adulte est généralement héréditaire (1).

Welcker nous donne encore les signes qui permettent de diagnostiquer sur le vivant l'existence de cette suture. Ce sont : front large et peu élevé, yeux écar-

(1) Wachsthum und Bau, p. 141, 142.

tés, nez court, sans courbure caractéristique, sans dos étroit et élevé; ensemble général de la tête. Et il ajoute que MM. Virchow et Lucæ sont des exemples remarquables de suture médio-frontale (1).

IV.

ORDRE D'OBLITÉRATION.

Races supérieures.—L'ordre suivant lequel s'oblitèrent les diverses sutures du crâne n'a guère occupé les anatomistes que durant ces derniers temps. C'est à peine si, chez les anciens auteurs, nous trouvons quelques légères indications. Avant Eustachi, on pensait généralement que la suture sagittale ne s'oblitérait jamais (2). Riolan affirme que la suture lambdoïde est la première à s'oblitérer, à cause de l'épaisseur et de la densité des os en cet endroit (3). « Parfois, dit G. Bartholin, on observe que la coronale seule est effacée, mais on ne trouve pas facilement les temporales en cet état, à moins que toutes les autres sutures aient préalablement disparu (4). » Meckel est un des premiers qui ait fait sur ce point des remarques un peu précises : « De tous les os du crâne, dit-il, les pariétaux sont ceux qui se sou-

(1) *Op. cit.*, p. 93.

(2) Bartholomæi Eustachi. Opuscula anatomica, Venetiis, 1563, in-4, p. 170.

(3) « Sed in eo capite quod tribus tantum suturis præditum est, lambdoides postica non apparet ; quæ propter crassitiem et densitatem ossium, prima in craniis obliteratur. » Comment. de ossibus, in anthropographia, p. 786.

(4) G. Bartholin. Institutiones anatomicæ, Lugd. Bat., in-8°, 1641, lib. IV, cap. v.

dent le plus souvent et le plus tôt ensemble; en général, mais non toujours cependant, leur soudure commence par la partie moyenne de la suture sagittale. Après eux viennent les temporaux et l'occipital, puis le frontal, à l'égard duquel il faut observer que la partie moyenne de la suture coronale est ordinairement aussi la première à s'effacer. On observe plus rarement la soudure du frontal avec les temporaux, de ceux-ci avec le sphénoïde, et de l'ethmoïde avec les os voisins (1). »

Jusqu'à Gratiolet, l'étude des sutures n'avait guère était faite que sur des crânes de races blanches. En observant la marche de l'oblitération comparativement chez le blanc et chez le nègre, Gratiolet arriva aux conclusions suivantes: « Dans l'homme blanc les sutures s'ossifient dans l'ordre suivant : 1° la suture sagittale ; 2° la suture lambdoïde ; 3° la suture fronto-pariétale. Dans les races éthiopienne et alfourienne, au contraire, la fronto-pariétale se soude avant la lambdoïde. Ainsi, *chez le blanc, le crâne se ferme d'abord en arrière; chez le nègre et chez l'alfouroux, il se ferme d'abord en avant.* On observe souvent le même fait sur les crânes d'idiots appartenant à la race blanche (2). » C'est là ce qu'on appelle la *Loi de Gratiolet.* Elle fut d'abord généralement acceptée par tout le monde, à cause de l'autorité scientifique de son auteur, à cette époque; mais aujourd'hui elle a trouvé de sérieux contradicteurs. Cruveilhier, en effet, donne pour l'oblitération des sutures l'ordre suivant : 1° sagittale; 2° frontale (coronale); 3° lambdoïde (3). Bien que cet auteur ne le dise pas, il est cer-

(1) Meckel, Manuel d'anatomie, etc., p. 699.

(2) Comptes-rendus de l'Acad. des sciences, 1856, Mém. cit.

(3) Cruveilhier. *Loc. cit.*

tain que cet ordre est celui qu'il a observé dans les races blanches. L'opinion de M. Sappey vient aussi fortement ébranler la loi de Gratiolet. Voici ses paroles : « L'ordre dans lequel s'ossifient les diverses sutures est encore un objet de dissidence parmi les auteurs. Il résulte de l'ensemble des faits que j'ai pu observer que la suture sagittale ou bipariétale est la première qui s'efface ; son ossification commence au niveau des trous pariétaux ; de là elle s'étend à la fois en arrière et en avant. Pendant qu'elle s'étend, on voit la suture fronto-pariétale se souder à droite et à gauche dans sa partie inférieure ; la soudure chemine ensuite de bas en haut, en sorte qu'elle marche à la rencontre de la soudure bipariétale. En se prolongeant en arrière, celle-ci envahit la suture lambdoïde. En général, la soudure s'étend donc de la région pariétale aux régions frontale et occipitale (1). » Je demandais un jour à M. Pruner-Bey son avis sur la loi de Gratiolet ; il me répondit : « Cette loi n'est qu'une règle admettant de nombreuses exceptions. »

Les recherches que j'ai faites à ce sujet sur des crânes parisiens provenant de la collection du futur musée Carnavalet, ainsi que de celle de mon excellent ami M. Roujou, ne m'ont pas démontré la justesse des vues de Gratiolet. Sur 14 crânes à sutures plus ou moins ossifiées, je note que 14 fois la sagittale a été envahie par l'ossification, la coronale 10 fois et la lambdoïde 8 fois. Ces résultats font voir qu'en général la synostose commençant par la sagittale s'étend à peu près également en avant et en arrière, conclusion qui s'accorde parfaitement avec celle de M. Sappey. Il ne faudrait

(1) Sappey, *Op. cit.*, t. I, p. 183, 184.

pas cependant croire que ce phénomène a toujours lieu avec la régularité que nous signalons : parfois on trouve des crânes où sagittale et coronale sont nettement envahies par l'ossification, la lambdoïde étant encore ouverte; d'autres fois c'est le contraire, la coronale ne s'oblitérant qu'après les deux autres. Il nous paraît donc démontré que la loi de Gratiolet est fausse pour les races blanches, si on considère cette loi d'une manière absolue.

MM. Cruveilhier et Sappey ont fait très-certainement leurs observations sur des crânes recueillis à Paris, c'est-à-dire d'origine française pour la plupart. De même l'opinion de Meckel, basée très-probablement sur des faits observés en Allemagne, doit représenter l'ordre général de l'ossification des sutures sur les crânes allemands. Voyons maintenant si, sur quelque autre race, non sauvage, mais assez éloignée des diverses races de France et d'Allemagne, nous ne trouverions pas une confirmation ou une nouvelle infirmation de la loi précédente. Dans ce but, nous irons chercher des renseignements sur les crânes des anciens Egyptiens (1).

Ceux que nous avons examinés faisaient partie de la riche collection d'anthropologie égyptienne qui figurait à l'Exposition universelle de 1867. Donnés à la France par le vice-roi d'Egypte, ils ont été transportés au Mu-

(1) Suivant M. Pruner-Bey, il y a parmi les anciens Egyptiens, comme chez les Égyptiens actuels, deux types distincts : le *type fin*, et le *type grossier*. Autant que mes faibles connaissances anthropologiques me l'on permis, je me suis borné à observer de préférence le type fin, dont les crânes sont plus nombreux que ceux de l'autre type. (Voir Recherches sur l'origine de l'ancienne race égyptienne, dans les Mém. Soc. anthr., tome I).

séum d'histoire naturelle de Paris. Ce sont tous des crânes de momies. Ils ont été recueillis par les soins du savant égyptologue M. Mariette-Bey, qui les a classés par ordre de dynastie. Sur 200 crânes, 57 m'ont présenté des traces plus ou moins prononcées de synostose normale. Ils se répartissent ainsi :

20 crânes . .		IVe dynastie (Memphis, 4235 ans avant J.-C.).
10	»	XIe dynastie (Thèbes, 3064 ans avant J.-C.).
6	»	XVIIIe dynastie (Thèbes, 1703 ans avant J.-C.).
21	»	Époque ptolémaïque (305 ans avant J.-C.) (1).
Total. 57		

Les crânes de la dernière époque proviennent tous de l'ancienne nécropole de Sakkarah.

En jetant les yeux sur les tableaux qui se trouvent à la fin de cette étude, nous remarquons que sur ces 57 crânes, 55 fois la suture coronale est plus ou moins ossifiée, la sagittale 34 fois et la lambdoïde 14 fois. Si nous portons ensuite notre attention sur les sutures qui viennent converger à l'endroit qu'occupait la fontanelle *sphénoïdale* ou *antero-latérale*, nous notons 17 fois l'oblitération de la sphéno-frontale et 9 fois celle de la sphéno-pariétale. Quant aux sutures temporo-pariétale et temporo-sphénoïdale, on ne les trouve ossifiées qu'une seule fois, et cela sur un sujet d'un âge très-avancé.

Ces simples données statistiques ont déjà, comme on voit, une certaine signification; mais poussons un peu plus loin l'analyse et la comparaison des faits. Sur les 55 crânes qui montrent une soudure de la coronale, il n'en

(1) V. l'excellent résumé de l'Histoire ancienne d'Égypte, par Mariette-Bey, Paris, in-8°, 1867.

est aucun où la portion temporale de cette suture ne soit pas ossifiée. De plus, 35 fois cette portion est seule ossifiée. Conclusion : l'ossification générale des sutures du crâne, et particulièrement de la coronale, commence à la portion temporale de cette dernière. Si nous retranchons de la colonne *coronale* les 35 cas précédents, l'ossification de la coronale ne se trouve plus notée que 20 fois. Comparant alors ce qui reste avec les colonnes *sagittale* et *lambdoïde*, nous trouvons sensiblement les mêmes rapports que pour les crânes parisiens. Conclusion : après l'oblitération de la portion temporale de la coronale, l'ossification envahit la sagittale et s'étend de là à peu près également tant en avant qu'en arrière, toutefois avec une légère disposition à marcher plutôt dans le premier sens. En résumé, on peut reconnaître quatre périodes d'ossification qu'on peut classer ainsi : 1° portion temporale de la coronale ; 2° sagittale ; 3° coronale, sphéno-frontale, lambdoïde, sphéno-pariétale ; 4° temporo-pariétale, temporo-sphénoïdale.

Joignons à cet aperçu la marche de l'ossification chez le type grossier, d'après M. Pruner-Bey : « Elle commence par la partie postérieure de la suture sagittale pour gagner plus tard la partie temporale de la fronto-pariétale et enfin le milieu de la lambdoïde (1). »

Devant ces résultats, si la loi de Gratiolet n'est pas entièrement fausse, elle est du moins tout à fait insuffisante et incomplète.

Races inférieures. — Nous connaissons déjà l'affirmation de Gratiolet sur l'ordre suivant lequel les sutures

(1) Mém. Soc. anthrop., t. I, p. 328, 329.

se soudent dans les races alfourienne et éthiopienne. M. Pruner-Bey, dans son *Mémoire sur les nègres*, après avoir dit que chez le nègre la portion temporale de la coronale se trouve déjà soudée, même dans la jeunesse, ajoute : « Sur le nègre adulte, le travail de soudure se fait ensuite sur la partie moyenne de la suture coronale et sur la suture sagittale, ou, comme je l'ai observé sur des crânes de l'Afrique orientale, sur toutes les sutures latérales à la fois, pour ainsi dire. La suture lambdoïde est celle qui reste le plus longtemps ouverte, surtout à son sommet (1). » M. Guérault se range à l'avis de Gratiolet pour ce qui concerne l'ordre d'oblitération des sutures chez l'Esquimau.

Dans le Tableau III, qui se trouve à la fin de ce travail, nous avons condensé 38 observations de synostose normale, faites sur des crânes de diverses races inférieures. Dans la première série, composée de 17 Néo-Calédoniens, on remarque 15 fois la soudure de la coronale, 14 fois celle de la sagittale et 13 fois celle de la lambdoïde. Il semble donc, au premier abord, que le travail d'oblitération se soit effectué simultanément sur ces trois sutures; cependant on peut constater que c'est sur la sagittale que ce travail est le plus avancé, cette suture étant toujours en très-grande partie effacée, tandis que les autres ne le sont que sur une bien plus faible étendue. 4 fois (N°s 2, 6, 9, 11) l'ossification suit la marche indiquée par Gratiolet, et 2 fois (N°s 3 et 10) une marche contraire. La seule proposition générale qu'on puisse logiquement formuler est que, chez les Néo-Calédoniens, l'ossification débutant par la région sagittale s'étend de là à peu près

(1) Mém. Soc anthrop., t. I, p. 184.

uniformément tant en avant qu'en arrière. L'examen des 5 crânes d'Australiens conduit au même résultat.

Dans la série des 16 nègres, y compris l'indigène des îles Andaman, les résultats sont un peu différents. En effet, la coronale se trouve soudée 12 fois, la sagittale 13 et la lambdoïde 7 seulement. Ici 7 cas confirment la loi de Gratiolet, 2 y sont contraires. Cette loi, plus *vraie* pour les races négritiques que la loi contraire pour les races blanches, n'est cependant pas, comme on voit, à l'abri d'un assez grand nombre d'exceptions.

Pour compléter l'étude de l'ordre d'oblitération des sutures, un dernier point reste à signaler. M. Pruner-Bey a avancé que cet ordre paraissait différer plutôt suivant la forme du crâne brachycéphale ou dolichocéphale que suivant la race (1). Nous avons fait à ce sujet quelques recherches, mais trop peu nombreuses pour avoir une opinion bien arrêtée. Il nous a semblé néanmoins que, dans les races blanches, le crâne dolichocéphale se fermait de préférence dans l'ordre suivant : 1° sagittale; 2° coronale, 3° lambdoïde; tandis que, pour le crâne brachycéphale, la coronale commençait à se fermer après la lambdoïde. Chez les Basques, dolichocéphales, nous avons aussi remarqué que l'oblitération commençait presque toujours par la portion temporale de la coronale et la partie moyenne de la sagittale.

(1) Mém. Soc. anthrop., t. I, p. 328. — Bull. Soc. anthrop., année 1866, p. 617.

V.

CONSIDÉRATIONS PHYSIOLOGIQUES.

Nous venons de voir que, normalement, le phénomène de l'ossification des sutures est, chez les différentes races, sujet à de notables variations, soit qu'on examine l'âge où il commence à se manifester, soit que l'on cherche à déterminer, pour chaque suture, l'époque relative d'oblitération. Il nous reste encore un point à étudier, c'est la recherche des rapports qui relient physiologiquement ce phénomène à ceux d'un ordre supérieur; en d'autres termes, c'est l'interprétation même du phénomène que nous allons tenter de présenter.

C'est un fait aujourd'hui accepté par tout le monde que, s'il existe des sutures au crâne, c'est pour rendre possible l'accroissement des os crâniens en surface, et, par suite, une augmentation de capacité de la boîte osseuse. La substance cartilagineuse des sutures joue le même rôle que les cartilages épiphysaires, qui permettent au autres os du squelette un complet développement. Si le crâne était d'une seule pièce, le cerveau ne pourrait accomplir son évolution ; aussi, tant qu'il continue de croître, les sutures restent ouvertes.

D'après les tableaux de Sims, et d'après ceux de Wagner, disposés et interprétés à la manière de M. Broca (1), il résulte que le poids du cerveau, chez les races supérieures, augmente jusqu'à l'âge de 40 ans, et commence à diminuer entre 40 et 50. Cette diminution de

(1) Sur le volume et la force du cerveau suivant les individus et suivant les races; in Bull. Soc. anthr., année 1861, p. 136 et suiv.

poids, qui accuse en même temps une diminution de volume, est d'autant plus considérable que le sujet est d'un âge plus avancé, à tel point que, dans la vieillesse, le cerveau va jusqu'à perdre 84 grammes chez l'homme, et 59 chez la femme. Nous avons vu que, dans ces mêmes races, l'oblitération des sutures commençait aussi entre 40 et 50 ans, et se prononçait d'autant plus que l'individu était plus âgé. Or, ce résultat ne peut pas être considéré comme une simple coïncidence; il y a là, bien certainement, une relation intime de cause à effet qu'on peut énoncer ainsi :

Si les sutures encore ouvertes du crâne annoncent une croissance inachevée du cerveau, de même les sutures en voie d'ossification annoncent que la décroissance de cet organe a commencé.

Ces rapports se trouvent confirmés par les recherches de M. Parchappe (1), qui a démontré que les dimensions du crâne diminuaient sensiblement dans la vieillesse. Comme conséquence de la proposition précédente, on peut établir que, pour l'individu et pour la race, l'âge où apparaîtront les premières manifestations de la synostose normale sera aussi celui où commencera la décroissance cérébrale; de même que l'ordre d'oblitération indiquera pour chaque région du cerveau l'ordre suivant lequel se fera cette décroissance.

Les faits pathologiques viennent appuyer cette manière de voir. Chez les microcéphales dont le cerveau proprement dit se développe d'une façon insuffisante pour écarter les os du crâne, on observe souvent l'ossification des sutures de la voûte. Chez les idiots, les alié-

(1) Recherches sur l'encéphale, 1er Mém., Paris, 1836, p. 22, 23.

nés, là où il y a des atrophies, des retraits de certaines régions cérébrales, il n'est pas rare de trouver les sutures correspondantes complétement effacées (1).

Il existe cependant certaines sutures, comme les temporales, qui semblent échapper aux phénomènes de décroissance; car ce n'est que très-rarement et très-tard qu'on peut constater leur oblitération. Il ne serait pas impossible que l'action des muscles temporaux entretînt là une espèce de mobilité relative qui deviendrait un obstacle à la soudure des os.

La synostose normale, considérée comme un phénomène de décroissance, annonce que déjà une désassimilation générale s'est emparée de l'organisme. Phénomène précurseur d'autres modifications séniles très-accentuées, comme l'ossification des disques vertébraux, des cartilages des côtes et du larynx, elle doit être rangée à côté de ces dernières, formant un groupe physiologique naturel, bien défini.

(1) V. plus bas, p. 110.

DE LA

SYNOSTOSE ANORMALE

I.

HISTORIQUE.

Nous avons déjà fait connaître, sous le nom de *Théorie des figures de la tête,* les idées d'Hippocrate et de Galien au sujet des sutures du crâne; et nous savons que ces idées eurent cours dans la science jusqu'au milieu du XVIIe siècle. Mais ce n'est guère que dans la littérature du siècle suivant que nous commençons à trouver des indications précises de synostose anormale.

Joseph Lanzoni nous raconte qu'en 1709 il observa sur le crâne d'un soldat, mort de pleurésie, une absence complète de suture sagittale, *suturam rectam* (1). Schwediauer nous apprend que Leber possédait le crâne d'un enfant, âgé à peine de 4 ans, où ne se voyait aucune trace des trois grandes sutures (2). Zinn avait remarqué sur le crâne d'une jeune paralytique de 11 ans que les os s'étaient soudés de telle sorte, que les sutures coronale et sagittale n'existaient plus; de plus, les deux temporaux,

(1) Naturæ curiosorum ephemerides, centuriæ III, obs. 62, an. 1715.

(2) Schwediauer. Descriptio præparatorum anatomicorum quæ possidet facultas medica Vindobonensis, p. 65, 66.

en plusieurs endroits, s'étaient soudés au sphénoïde et à l'occipital (1). Berger signale aussi sur le crâne d'un enfant de 12 ans, mort d'une fracture du crâne, l'oblitération des sutures coronale, sagittale et lambdoïde (2). Nous lisons dans l'*Histoire de l'Académie des sciences* (année 1734, p. 43) : « M. Hunauld a fait voir à l'Académie le crâne d'un enfant de 7 à 8 ans, où il ne paraissait aucun vestige de la suture sagittale et de la coronale, ni en dehors, ni en dedans, et par conséquent l'os coronal et les pariétaux s'étaient réunis avant le temps, et, outre que leur réunion prématurée eût pu les empêcher de s'étendre suffisamment, elle résistait à l'accroissement que le cerveau devait encore prendre..... Dans la surface concave du coronal et des pariétaux de cet enfant, il s'était creusé des traces plus profondes qu'à l'ordinaire des circonvolutions du cerveau qu'elles suivaient. »

Ed. Sandifort, qui a donné dans ses *Observationes anatomico-pathologicæ* un excellent aperçu de la question à son époque, nous dit : « L'illustre Van Doeveren dit posséder un crâne où la suture sagittale manque complétement, et les deux pariétaux sont réunis en un seul et même os (3) : c'est le crâne d'un jeune homme, et cette suture a probablement disparu bientôt après la naissance, car à l'intérieur comme à l'extérieur on n'en voit point de trace, contrairement à ce qu'on observe habituellement pour les sutures oblitérées des vieillards.... Timmermann vit chez le célèbre Scherer le

(1) Zinn. Comment. Soc. scient., Gotting, t. II, p. 366.
(2) Acta Helvetica, t. VI, p. 366.
(3) Van Doeveren. Observationes academicæ, cap. XLI, p. 194.

crâne d'un enfant de 8 ans qui manquait de sutures » (1).

« ..... J'ai sous les yeux un grand nombre de crânes où la suture sagittale, seule ou avec d'autres, est entièrement oblitérée. J'ai dix crânes de cette sorte, appartenant soit à des jeunes gens, soit à des adultes. Sur le crâne très-mince d'une jeune femme morte d'hydrocéphalie, outre plusieurs autres lésions, j'ai noté qu'il n'y avait aucune trace de la suture sagittale. Sur la tête d'un jeune Ethiopien où toutes les sutures sont très-distinctes, la sagittale seule ne marque point, de sorte qu'on a pu douter de son existence antérieure, puisqu'au lieu où elle est d'habitude, les os du vertex sont constitués absolument de la même manière qu'ailleurs. »

« ..... Je possède le crâne d'une jeune fille âgée de 8 ans où le frontal est soudé au pariétal droit et à l'apophyse latérale de l'*os multiforme* (sphénoïde), de sorte qu'au côté droit il n'y a aucune trace de la suture coronale, et on ne peut distinguer l'articulation de la susdite apophyse avec les os du front et du vertex » (2).

Dans un autre livre du même ouvrage, Sandifort cite encore deux crânes atteints de synostose prématurée de la suture sagittale ; le premier est celui d'une jeune femme, et le second celui d'un enfant dont les dents de la seconde dentition étaient encore dans leurs alvéoles. Et il termine cette exposition en ajoutant que « chez un jeune homme de 20 ans, mort de phthisie pulmonaire,

(1) Timmermann. Dissert. de notandis circa naturæ in humana machina lusus, p. 10.

(2) Observationes anatomico pathologicæ, Lugd. Batav., in-4°, 1777, lib. III, cap. VII.

Lentfrinck avait observé la disparition de la sagittale et de la coronale (1).

Jusqu'alors les anatomistes s'étaient bornés à constater avec exactitude le nombre et le nom des sutures oblitérées, sans parler des influences que ces anomalies pouvaient exercer sur le crâne et le cerveau. Hunauld seul s'était douté de la gêne qu'une pareille conformation pouvait apporter au développement cérébral; mais c'est Sœmmering qui comprit le premier que la synostose prématurée devait altérer la forme du crâne : « Parfois, dit-il, dans la jeunesse, les sutures s'effacent au point qu'il n'en reste aucun vestige. Même chez les enfants, on rencontre très-souvent l'oblitération de la suture qui unit la portion mastoïdienne du temporal à la portion occipitale de l'os sphéno-basilaire, ce qui ne peut manquer d'exercer dans la suite une grande influence sur la conformation du crâne. En effet, cette suture une fois soudée, le crâne, en cet endroit, ne peut plus s'accroître, et comme il continue à se développer dans les parties voisines, il arrive nécessairement à se déformer. Telle paraît être l'origine des déformations si nombreuses de l'occiput » (2).

Après Sœmmering, l'histoire de la synostose prématurée s'enrichit bientôt de faits nouveaux et intéressants. Meckel la signale comme assez fréquente chez les hydrocéphales (3); tandis que, à notre époque, Cruveilhier (4), Baillarger (5), Gratiolet (6) la constatent chez

(1) *Op. cit.*, lib. IV, cap. X.

(2) Sœmmering De corp. hom. fabric., t. I, p. 214.

(3) Meckel, Manuel d'anat., p. 698.

(4) Cruveilhier. Anatomie pathologique, 2 vol. in-fol., t. II, 39e liv.

(5) Baillarger. Annales médico-psychologiques, t. II, p. 473.

(6) Gratiolet. Bull. Soc. anthrop., t. I, p. 34, et t. II, p. 68.

les microcéphales. A part les observations émanées des auteurs que nous venons de citer, nous n'avons en France aucune étude très-importante sur la question qui nous occupe. C'est surtout en Allemagne qu'ont paru, à ce sujet, les travaux les plus considérables. Le professeur Hyrtl, de Vienne, dans son *Traité d'Anatomie* (1846) et son *Manuel d'Anatomie topographique* (1847), parle de la synostose prématurée comme une des principales causes des déformations crâniennes. Quelques années plus tard, Engel, de Vienne, dans ses *Recherches sur les formes du crâne*, publie des observations et des dessins de crânes synostotiques (1). Stahl, en même temps, attribue à la soudure précoce d'une des moitiés de la coronale la forme asymétrique des crânes de crétins (2). Enfin, Virchow, le premier de tous, donne une description générale des formes crâniennes anormales dans leurs rapports avec l'ossification prématurée de sutures déterminées. Ses travaux (3) ouvrent à cette branche de la pathologie une voie toute nouvelle dans laquelle s'engagent les professeurs Lucæ (4), de Francfort, et Welcker, de Halle (5). Citons aussi les publica-

(1) Engel. Untersuchungen über Schadelformen, 1851, in-8°.

(2) Stahl. Neue Beitrage zur physionomik und pathologischen anatomie der idiota endemica (genannt cretinismus). — Zweite Aufl. Erl., 1851, s. 67.

(3) Virchow. Ueber den cretinismus, namentlich in Franken, und über pathologische schadelformen (Sur le crétinisme, particulièrement en Franconie, et sur les formes crâniennes pathologiques), dans Gesammelte abhandlungen (Mémoires réunis), in-8°, Francfort, 1856, p. 891 et suiv. — Untersuchungen über die Entwickelung des Schadelgrundes, Berlin, 1857, in-4°, s. 78.

(4) Lucæ. Zur architectur des Menschenschædels. Francf., 1857.

(5) Welcker. Wachsthum und Ban, etc.

tions remarquables des anthropologistes, Von Baer (1), en Russie, Thurnam (2) et Barnard Davis (3), en Angleterre, et Carl Vogt, en Suisse (4).

II

EXPOSITION DES RECHERCHES ET DES DOCTRINES DE VIRCHOW.

Nous venons de voir que M. Virchow est le premier qui ait donné une étude générale de la synostose prématurée et de son influence sur la forme du crâne. Ce sujet important et le mémoire de cet illustre professeur sur les *Formes pathologiques du crâne*, le plus complet, sans contredit, que nous ayons sur cette matière, sont encore si peu connus en France que nous devons, suivant le conseil de M. Broca, donner ici une traduction de tous les principaux passages contenus dans ce mémoire. Ce sera, du reste, la meilleure manière d'exposer sur la question l'état actuel de la science.

« La partie la plus avancée de l'anatomie des crétins est l'étude de leurs crânes, et on peut considérer comme un mérite particulier de notre compatriote Stahl d'avoir, par des dessins exacts, des descriptions et des mensurations, donné à cette étude une base solide. Il a déjà indiqué comme cause primitive de l'asymétrie des

(1) Von Baer. Die Macrocephalen in Boden der Krym und Oesterreschs, verglichen mit der Bildungs-Abweichung, welche Blumenbach Macrocephalus genannt hat. Dans Mém. de l'Acad. des Sciences de Saint-Pétersbourg, VIIe série, t. II, n° 6, 1860.

(2) Thurnam. On synostosis of the cranial bones.

(3) B. Davis. On synostotic crania, among aboriginal race of Man. Haarlem, 1865, in-4°.

(4) C. Vogt. Mém. sur les microcéphales.

crânes obliques l'oblitération de certaines sutures et principalement d'une des moitiés de la coronale, mais malheureusement il n'a pas appliqué cet important principe à la critique générale des autres difformités du crâne. Gibson et Sœmmering avaient déjà enseigné que la substance des sutures est la matrice des os du crâne dans leur croissance; mais c'est surtout Hyrtl (Lehrb, *d. Anat.*, 1846, s. 191, 211, Handb. *d. Topogaph. Anat.*, 1847, Bd., I, s. 7, 45), qui a attiré l'attention sur l'importance de l'oblitération prématurée de certaines sutures isolées dans les formes crâniennes. Il mentionne surtout les crânes macrocéphales dont la suture sagittale était oblitérée, tandisque les sutures coronale et lambdoïde étaient conservées. Engel a fait aussi dernièrement des communications analogues dont on doit lui savoir gré.

« Aujourd'hui que nous savons positivement que la substance des sutures fournit elle-même la matière de l'ossification, le *stroma* pour le dépôt des sels calcaires, il est très-facile de voir qu'en général un os du crâne ne peut se développer également en tous sens que s'il est partout entouré d'une substance capable d'ossification. Quand, de bonne heure, des os voisins se soudent par la complète ossification de la suture qui les sépare, par synostose, une limite insurmontable est ainsi posée à leur développement ultérieur en cet endroit. Si plusieurs sutures sont affectées en même temps, il en résulte un *crâne microcéphale;* mais si ce phénomène n'a lieu que pour une portion de suture, le crâne devient difforme, en ce qu'une partie reste en arrière, tandis que les autres se développent : *Microcéphalie partielle*, *Kraniostenose*. Il peut aussi arriver que la croissance des autres parties compense les défectuosités de l'une, que le crâne éprouve certains développements compensateurs qui font que la difformité peut avoir lieu sans diminuer la capacité de la boîte osseuse.

« Depuis longtemps, j'ai dirigé mon attention sur ce sujet en examinant les collections de crânes, et je me suis convaincu que la configuration crânienne est surtout déterminée par les sutures coronale, sagittale, lambdoïde, et en partie aussi par les sutures écailleuse et sphénoïdale. Suivant les désordres qu'éprouvent ces sutures dans les premiers temps de la vie (car il ne saurait être question de l'oblitération sénile des sutures où même de leur soudure dans l'âge adulte après le complet développement des os du crâne), résulte une série de formes crâniennes dont je ferai ici ressortir les suivantes :

« 1. *Crânes rétrécis obliquement* (*crânes obliques*), tout-à-fait analogues aux bassins obliques qui résultent de la synostose prématurée de la synchondrose sacro-iliaque. Cette déformation (skoliose) du crâne est

a. antérieure, lorsqu'il y a synostose d'une des moitiés de la suture coronale ;

b. postérieure, lorsqu'il y a synostose d'une des moitiés de la suture lambdoïde.

Dans ces cas rares, on trouve des formes mixtes dues à des synostoses partielles concomitantes des sutures coronale et lambdoïde. La compensation de ce rétrécissement se fait quelquefois d'une manière plus ou moins complète par *la conservation de la suture frontale.*

« 2. *Crânes rétrécis transversalement* (*crânes longs*) :

a. Synostose des pariétaux produite par l'ossification de la suture sagittale. C'est une des formes les plus caractéristiques. J'en ai réuni deux cas remarquables de la collection de la Charité de Berlin et ici, à Würzburg, toute une série. Ces sortes de crânes se distinguent au premier coup d'œil par leur grande longueur et leur grande étroitesse, par la proéminence *en forme de capsule* de la région occipitale et souvent par une lacune ou un enfoncement au-dessus du sommet de la lambdoïde. La synostose est ou bien incomplète, et alors la suture sagittale est généralement oblitérée dans sa partie postérieure; ou bien la synostose est complète, et dans ce cas, elle peut avoir eu lieu de si bonne heure que tout l'espace de la fontanelle antérieure est envahi par l'os bipariétal devenu unique; alors dans la direction de l'ancienne suture médio-frontale, un bec plus ou moins long et pointu s'enfonce dans l'os frontal, en d'autres termes, la suture coronale ne forme pas dans sa partie médiane une ligne également continue, droite ou convexe, mais saute en arrière en formant un angle aigu en avant. Sur un cas de ce genre dans notre collection, toute la voûte du crâne est *en forme de carène*, la région sagittale est disposée extérieurement en une crête aiguë à laquelle correspond à l'intérieur un sillon profond. Si la fontanelle antérieure est encore ouverte, cette région peut alors prendre un développement relativement considérable; c'est ainsi que sur un autre crâne où la suture coronale est droite, et où un grand os intercalaire s'est glissé dans la fontanelle postérieure, la région de la fontanelle antérieure a été par cela même poussée tout à fait en dehors, et le crâne a pris *la forme d'un coin.*

Les crânes de cette espèce trouvent leur compensation dans un développement plus considérable des régions coronale et lambdoïde, et tandis que les bosses pariétales se développent à peine, le front devient parfois très grand et l'écaille occipitale présente cette protubérance *en forme de capsule*, que nous avons déjà mentionnée.

b. Synostose du frontal avec les grandes ailes du sphénoïde par ossification de la suture sphéno-frontale. — Cette conformation suppose également des crânes longs et étroits dans lesquels toutefois ce n'est pas tant la région pariétale que la région frontale qui est rétrécie (*sténotique*). Ce sont plutôt des formes gracieuses et élancées avec une région antérieure basse et étroite.

c. Synostose des pariétaux et du sphénoïde par ossification de la suture sphéno-pariétale. — Elle produit un resserrement *en forme de selle* qui court d'une manière plus ou moins complète autour de la tête, à la région des tempes et derrière la suture coronale ; elle amène à la voûte du crâne une forme presque semblable à celle d'un biscuit, car le front en avant et de chaque côté les bosses pariétales deviennent proéminentes. Sur un exemplaire de notre collection, cette synostose se combine avec celle des pariétaux, de sorte que la saillie de l'écaille occipitale s'ajoute ici aux autres déformations. —*Les synostoses de la suture sphéno-temporale* sont incomparablement plus rares et de moindre importance ; en revanche l'ossification de la suture sphéno-frontale se combine souvent avec celle de la sphéno-pariétale et de la coronale.

d. Synostose des pariétaux et des temporaux par ossification de la suture écailleuse. — Je ne l'ai jamais vue qu'accompagnant d'autres synostoses du même genre.

« 3. *Crânes rétrécis longitudinalement* (*crânes courts*). — Dans notre collection, il y a quelques crânes où l'ossification prématurée de la suture lambdoïde, soit sur toute sa longueur, soit à son sommet, a causé un développement défectueux de l'occiput. Dans le cas extrême de cette espèce, il y a en même temps oblitération de la plus grande partie des sutures sagittale, mastoïdienne et écailleuse, de sorte que la partie antérieure de la tête ainsi que la face (die sogennate, *Maske*) sont presque seules développées, et le crâne ressemble à celui des singes. La compensation de cette forme a lieu par une augmentation en largeur, soit des pariétaux, soit, ce qui est particulièrement caractéristique, de la base du crâne avec un grand écartement des apophyses mastoïdes.

« D'après cela, on peut distinguer trois types fondamentaux de craniosténose, suivant le sens dans lequel a lieu le rétrécissement. Tous trois peuvent produire des formes microcéphales, si le développement défectueux dans une direction n'est pas compensé par une augmentation équivalente dans une autre direction. Mais si une telle compensation n'a lieu qu'en partie, il en résulte dans la sténose transversale des formes généralement *allongées*, comme elles sont déjà indiquées par Hyrtl, tandis que dans la sténose longitudinale et oblique, ce sont des formes généralement *larges*. On obtient ainsi ce résultat intéressant que la voie pathologique conduit aux deux mêmes formes crâniennes fondamentales que les travaux de Retzius ont mises spécialement en relief pour les crânes des diverses races, et qui sont connues sous les noms de *Dolichocéphale* et *Brachycéphale*.

« Je ne me suis pas proposé de faire une étude complète des formes pathologiques du crâne, mais il me paraît utile de grouper ici les formes caractéristiques, tâche pour laquelle les noms qui se trouvent dans la littérature grecque elle-même suffisent en partie. »

A l'exemple de Barnard Davis, nous mettons en regard de la classification de Virchow celle de Lucæ, qui en diffère sur plusieurs points. Cette dernière, nous l'avons empruntée à l'auteur de *On sysnostotic crania,* car il nous a été impossible de trouver dans les bibliothèques publiques et privées l'ouvrage de Lucæ : Zur architectur des Menschenschœdels (Sur l'architecture du crâne humain).

CLASSIFICATION DE VIRCHOW.

1. *Simples Macrocéphales :*
   a. Têtes avec eau, *Hydrocéphales.*
   b. Grosses têtes, *Képhalones.*

2. *Simples Microcéphales :*
   Têtes de nain, *Nannocéphales.*

3. *Dolichocéphales,* têtes longues.
   a. Synostose médio-supérieure :
   Simples Dolichocéphales (synostose de la suture sagittale).
   Têtes en forme de coin, *Sphénocéphales* (synostose de la suture sagittale avec développement compensateur de la région de la grande fontanelle).
   b. Synostose latéro-inférieure :
   Têtes étroites, *Leptocéphales* (synostose du frontal et du sphénoïde).
   Têtes en forme de selle, *Clinocéphales* (synostose des pariétaux et du sphénoïde ou des temporaux).

4. *Brachycéphales,* têtes courtes :
   a. Synostose postérieure.
   Têtes épaisses, *Pachycéphales* (synostose des pariétaux et de l'écaille occipitale).
   Têtes pointues ou en pain de sucre, *Oxycéphales* (synostose des pariétaux avec l'occipital et le temporal, et développement compensateur de la région de la grande fontanelle).
   b. Synostose antéro-postérieure et latérale :
   Têtes plates, *Platycéphales* (synostose générale du frontal et des pariétaux).
   Têtes rondes, *Trochocéphales* (synostose partielle du frontal et des pariétaux au milieu des moitiés de la suture coronale).
   Têtes tordues, *Plagiocéphales* (synostose unilatérale du pariétal et du frontal).
   c. Synostose médio-inférieure :
   Simples Brachycépales (synostose trop précoce de la suture sphéno-basilaire).

CLASSIFICATION DE LUCÆ.

I. *Mégalocéphales.*
   a. Têtes avec eau. *Hydrocéphalones.*
   b. Grosses têtes. *Céphalones.*

II. *Microcéphales.*

III. *Brachycéphales,* têtes courtes.
   a. Simples *Brachycéphales.* Synostose trop précoce du basilaire et du sphénaïde.
   b. *Pachycéphales,* têtes épaisses. — Synostose des pariétaux avec l'écaille occipitale.
   c. *Acrocéphales,* têtes pyramidales (oxycéphales, têtes pointues). — Synostose des pariétaux et du pariétal, avec développement compensateur de la région de la grande fontanelle.
   d. *Leptocéphales,* têtes minces. — Synostose des parties inférieures de la suture coronale.

IV. *Sténocéphales,* têtes étroites.
   a. *Macrocéphales (Dolichocéphales),* longues têtes. — Synostose de la suture sagittale, avec développement compensateur des pariétaux en longueur.
   b. *Sphénocéphales,* têtes en forme de coin. — Synostose de la sagittale avec développement compensateur de la grande fontanelle, en hauteur.
   c. *Apiocéphales,* têtes pyriformes. —Synostose de la suture occipito-mastoïdienne, avec développement compensateur des pariétaux, en largeur.

V. *Bathycépales,* têtes déprimées.
   a. *Clinocéphales,* têtes en forme de selle. — Synostose des pariétaux avec les grandes ailes du sphénoïde ou des pariétaux avec la partie moyenne de l'écaille temporale.
   b. *Tapeinocéphales,* têtes basses. — Synostose des grandes ailes du sphénoïde avec le frontal.
   c. *Platycéphales,* têtes plates. — Synostose entre le frontal, le pariétal et la portion écailleuse du temporal.
   d. *Kyphocéphales,* têtes en bosse. — Synostose entre la partie postérieure des lames écailleuses des temporaux et des pariétaux, avec les os wormiens de la suture lambdoïde.

VI. *Plagiocéphales,* têtes tordues. — Synostose unilatérale d'une suture.

« Entre ces formes si caractéristiques, et à côté d'elles, on pourrait encore en établir beaucoup d'autres; cependant elles me semblent d'un intérêt et d'une importance moindres. On ne doit pas non plus oublier que certaines circonstances individuelles peuvent aussi causer des désordres particuliers, et, parmi ceux-ci, nul ne paraît être plus fréquent que celui qui résulte de l'*enchâssement exagéré d'os intercalaires* (os wormiens). Je n'entends pas ici la formation hydrocéphalique d'os intercalaires dans des sutures élargies et tendues, mais l'ossification précoce qui se produit en des points inaccoutumés, sous l'influence d'un organisme trop fécond. Cette formation, contrairement à la première, n'a pas pour résultat de remplir l'espace qui existe dans la suture, mais de le rétrécir, de séparer et de pousser loin l'un de l'autre les os normaux du crâne, et d'engendrer ainsi des déformations spéciales, surtout à l'occiput. Il peut se produire ainsi une dolichocéphalie particulière, par suite de la proéminence de l'écaille occipitale; d'autres fois, on voit des têtes obliques formées de façon que la croix d'intersection des sutures coronale et sagittale est entièrement déplacée, la suture frontale (persistante) et la sagittale ne coïncidant plus, comme cela se remarque sur un crâne de notre collection. »

M. Virchow donne ici les observations de 28 crânes, ainsi répartis : crânes normaux, 2; macrocéphales, 4; microcéphales, 3; dolichocéphales simples, 4; leptocéphales, 5; sphénocéphale, 1; clinocéphales, 2; trochocéphales, 2; plagiocéphales, 4; oxycéphale, 1. Vient ensuite un tableau des mensurations prises sur chacun de ces crânes. Toutefois, M. Virchow nous prévient combien les mesures sont difficiles à prendre sur des crânes plus ou moins déformés, où les points de repère, déterminés par les sutures et les éminences, manquent souvent. « Pour donner, ajoute-t-il, une idée de toutes les directions de la difformité, on n'a pas seulement à déterminer la dimension, mais encore la surface et la limite de chaque os du crâne. Pour cela, il est souvent nécessaire de mesurer les sutures isolément, procédé qui, finalement, donne seul, dans beaucoup de cas, la véritable clef pour l'interprétation de la difformité.»

Nous nous bornerons à indiquer simplement ces détails. Notre intention n'est pas de donner ici une traduction complète du mémoire de M. Virchow, mais de présenter les résultats généraux auxquels cet auteur est arrivé dans son étude sur les crânes synostotiques. Cela dit, nous continuerons :

« On ne peut pas rapporter à la même cause toutes les aberrations de développement du crâne. Celles que j'ai énumérées peuvent, d'après leur origine, se ranger en trois groupes. Le plus grand, qui comprend tous les crânes dolichocéphales et brachycéphales, et peut-être un seul microcéphale, est évidemment déterminé dans ses proportions, par une ossification prématurée des sutures ; le second, qui comprend les deux autres microcéphales et trois des crânes macrocéphales, paraît être sous la dépendance du développement cérébral ; enfin, un des crânes macrocéphales doit s'expliquer, en grande partie du moins, par le développement excessif d'os intercalaires.

« Si nous jetons encore un regard sur le premier groupe, celui des crânes synostotiques, nous trouvons pour leur conformation, abstraction faite du microcéphale, les caractères suivants :

« 1. Les simples dolichocéphales, dans lesquels la suture sagittale seule est oblitérée, sont plus longs que d'habitude, et, d'après cela, la distance entre la fontanelle antérieure et l'arc postérieur du grand trou occipital est aussi augmentée. En revanche, le frontal est plus bas, la suture coronale plus courte, tous les diamètres transversaux, sauf le frontal inférieur et l'intermastoïdien, sont plus petits, et la distance entre le trou auditif externe et la fontanelle antérieure est raccourcie. Les bosses pariétales font presque défaut, et l'écaille occipitale est plus fortement bombée et proéminente.

« 2. Les leptocéphales, dans lesquels on remarque l'oblitération des parties latérales inférieures de la coronale, ainsi que des sutures sphénoïdales supérieures, et quelquefois même de certaines portions de la sagittale et de la lambdoïde, montrent également une plus grande longueur et une plus grande distance entre le trou occipital et la fontanelle antérieure. En revanche, le frontal est plus bas, le front sensiblement plus étroit, et, de même, tous les diamètres transversaux, à la seule exception de l'intermastoïdien, sont sensiblement diminués. Sur tous ces crânes, les sutures sagittale et coronale se font remarquer par une formation puissante des dentelures.

« 3. Le crâne sphénocéphale dans lequel, outre la synostose des pariétaux, se trouve un os intercalaire haut de 3 centimètres dans la fontanelle postérieure, est agrandi et suivant sa largeur, et, surtout, suivant sa hauteur. Son diamètre vertical dépasse la normale de 15 millimètres, si bien que, de tous les crânes que nous avons cités, l'hydrocéphale énorme (n° 3) s'en rapproche seul. La largeur des bosses frontales et la distance des apophyses mastoïdes sont aussi considérables. En revanche, les bosses pariétales sont complétement effacées, car leur distance est de 42,5 millimètres au-dessous de la normale. De même, la plupart des autres diamètres transversaux et la distance entre le trou auditif externe et la fontanelle antérieure sont sensiblement au-dessous de la normale. L'écaille occipitale est, par suite, tellement recourbée en arrière que la distance entre la bosse frontale moyenne et la protubérance occipitale est de 195 millimètres, c'est-à-dire 12,5 millimètres au-dessus de la normale, dépassant ainsi la moyenne macrocéphale ellemême de 1,25 millimètres.

« 4. Les deux crânes clinocéphales se rattachent aux simples dolichocéphales par leur longueur et leurs faibles diamètres transversaux; car le frontal supérieur, spécialement le temporal et l'occipital, » sont des plus petits qu'on ait jamais observés; en revanche, on trouve chez tous le plus grand développement du front en hauteur.

« 5. Les crânes trochocéphales, avec synostose autour de la fontanelle moyenne postérieure et au milieu des moitiés latérales de la coronale, montrent en même temps qu'un grand raccourcissement remarquable surtout sur le frontal et l'occipital, les plus grandes proportions de largeur soit au front, soit à l'occiput. Aucun groupe n'a un diamètre intermastoïdien aussi considérable, car il dépasse la normale de 13,7 millimètres. Le diamètre pariétal inférieur est égal à celui du macrocéphale, mais en l'excédant de 6,8 millimètres; le diamètre frontal inférieur est aussi plus considérable que chez ce dernier, car il a 4,5 millimètres de plus que la normale. La distance entre la fontanelle antérieure et le trou auditif externe est plus grande qu'à l'état normal; le diamètre vertical, à cause de l'aplatissement de l'occiput, est de 3,7 millimètres trop petit, tandis que la distance entre l'arc postérieur du grand trou occipital et la fontanelle antérieure est trop grande de 7,5 millimètres.

« 6. Les crânes plagiocéphales se rattachent aux trochocéphales par leur faible longueur et leur grande largeur, mais ils se distinguent entre tous par leur asymétrie. Leur plus grande largeur et leur plus fort dégré d'aplatissement se montrent surtout vers le diamètre frontal supérieur, les deux diamètres pariétaux et l'intermastoïdien.

« 7. Le crâne oxycéphale est aussi spécialement microcéphale. De toutes les dimensions, une seule, la verticale, dépasse la normale de 3,8 millimètres, ce qui s'explique par la forte élévation de la région fontanelle antérieure. Il a, de tous les crânes, le plus petit diamètre intermastoïdien, 1 centimètre au-dessous de la normale; seul, l'un des crânes microcéphales (n° 9) a une aussi faible élévation du front 27,5 mill. au-dessous de la normale; pour les diamètres occipital et temporal, il n'y a que le crâne leptocéphale (n° 14) qui ait une dimension inférieure. Mais aucun n'a un raccourcissement aussi considérable (22,5 mill. au-dessous de la moyenne) pour la distance entre la racine nasale et la fontanelle postérieure, et pour la distance entre la glabelle et la bosse occipitale (3 centimètres au-dessous de la moyenne).

« Dans chacune de ces divisions, à l'exception des clinocéphales dont la provenance n'est pas exactement connue, il se trouve des crânes, soit de fous et d'épileptiques, soit de crétins notoires ou provenant de localités connues pour être fertiles en crétins.

« Les crânes synostotiques déformés n'impliquent pas nécessairement un trouble de l'activité intellectuelle, car une compensation de la sténose peut avoir lieu dans d'autres directions. Les crânes hydrocéphales ne se rencontrent pas seulement dans toutes les classes, même les plus élevées, de la société mais encore dans des contrées exemptes de crétinisme, et quelquefois, bien que l'hydrocéphalie soit arrivée à un degré considérable, ils permettent un exercice modéré de l'intelligence (V. Meckel, *Path. anat.* 1,296[1]).

« Seule, la microcéphalie prononcée, dans ses deux formes, simple ou synostotique, comme nous avons vu précédemment, pourrait bien être toujours liée à l'idiotisme de naissance sans que toutefois cet idiotisme puisse avoir les caractères du crétisnisme (V. Blumenbach, *De nisus format. aberrat.*, p. 17. Tab, II). La persistance de certaines sutures qui, d'ordinaire, s'effacent de bonne heure, comme la suture pétro-squameuse spécialement à l'apophyse mastoïde, a été par nous mentionnée, à l'occasion de plusieurs de nos crânes, qui reçoivent ainsi une sorte d'apparence enfantine; mais si l'on compare un nombre plus considérable d'autres crânes, on voit que de pareilles anomalies existent aussi sur ceux qui n'ont pas appartenu à des crétins. (V. Kelch, Beyträde zur path. anat., s, 3.) Sous ce rapport nous devons donc abandonner tout ce qui a été dit sur les caractères spécifiques des crânes de crétins, alors que des auteurs ne nous au-

(1) L'hydrocéphale observé par Schn der savait parfaitement sa religion et trompait même sa mère. »

raient pas maintes fois fait observer qu'il y a des crétins sans anomalies du crâne (V. Maffei, Neue Unters. über den cretinismus. Erl. 1844. s. 198, 63).

« Mais bien plus importante est la *genèse* de ces déformations. On sait qu'on a conçu de deux manières différentes le rapport du crâne au cerveau, suivant qu'on admettait un développement cérébral primitivement défectueux et une défectuosité simplement consécutive du développement crânien, ou qu'inversement on considérait les irrégularités de la structure du crâne comme cause du faible accroissement du cerveau. On trouve cette dernière opinion défendue avec beaucoup d'habilité par les auteurs franconiens , surtout par Sensburg (s. 39) et par le Dr Zöllner dans le rapport qui se trouve dans les Actes du gouvernement de la Franconie Inférieure. Mais on ne peut admettre dans leurs généralités, ni cette opinion, ni l'opinion contraire, car d'une part, s'il est impossible de nier que le mode de formation du crâne ne soit déterminé en grande partie par le développement du cerveau, principe sur lequel s'appuient tous les phrénologues et tous les crâniologistes, d'autre part de nombreux faits pathologiques prouvent que des modifications primitives des os du crâne peuvent altérer la formation et par suite l'intégrité du cerveau.

« En considérant les formes crâniennes que j'ai décrites, il serait facile de trouver des arguments spéciaux pour chacune des deux opinions. Tandis que les crânes hydro-macrocéphales et une partie des microcéphales peuvent être envisagés comme résultant d'irrégularités particulières dans le développement cérébral, c'est-à-dire, comme des anomalies consécutives des os, les crânes synostotiques, au contraire, prouvent qu'à des désordres primitifs dans la structure du crâne, a succédé une altération consécutive du cerveau. Pour arriver à une vue d'ensemble, il faudrait rechercher si ces dernières, les formes synostotiques, ne se rapporteraient pas à des conditions analogues à celles qui existent pour les premières formes; mais comme il n'est guère facile de croire que de telles conditions communes se puissent constater sur les os, il ne semble rester que l'autre alternative, à savoir que *des conditions analogues qui se peuvent constater dans certains cas sur les os exercent dans d'autres cas leur influence sur le cerveau.*

« Une telle possibilité peut, je crois, être établie : la synostose des os du crâne résulte de l'ossification de la substance des sutures, de ce qu'on appelle le cartilage sutural. Cette ossification, ce dépôt de sels calcaires dans la masse intercellulaire du tissu cartilagineux, se passe aux premières périodes de la vie dans des circonstances probablement analogues à celles que nous observons normalement sur les os du crâne pendant leur croissance; c'est-à-dire qu'il y a une hyperémie plus prononcée, accompagnée non-seulement d'une accumulation de sang plus considérable dans les vaisseaux déjà existants et peut-être élargis, mais encore probablement d'une production de vaisseaux de nouvelle formation.

« Les états de ce genre sont rangés suivant la conception commune parmi les états inflammatoires, et cela est d'accord avec l'observation qu'on fait sur d'autres points, par exemple dans la synostose des pariétaux.

« A propos du crâne oxycéphale (n° 28), qui montre la déformation la plus considérable et la formation synostotique la plus étendue, j'ai surtont fait ressortir qu'il y a à l'occiput, un endroit qui paraît indiquer formellement des accidents inflammatoires. Si donc les formes hydrocéphales peuvent se ramener, quant à leurs causes les plus proches, à des états inflammatoires des enveloppes intérieures du cerveau, les formes synostotiques peuvent tout aussi bien indiquer des états analogues des enveloppes extérieures du crâne ; la différence principale serait que dans un des cas ce sont plutôt les enveloppes internes, dans l'autre, plutôt les enveloppes externes qui sont atteintes, accidents qui pourraient bien, entre autres causes, être sous la dépendance de l'âge, de l'époque où ils commencent à se manifester.

« Dans cette catégorie on peut même comprendre la microcéphalie, en ce sens que le plus souvent elle n'amène pas une défectuosité simple et égale dans le développement de toutes les parties du crâne, mais des troubles dans le développement de régions entières, pouvant en fin de compte se rapporter à des anomalies de la peau.

« Plusieurs observations que j'ai faites dans ces derniers temps, en disséquant des fous, appuient cette manière de voir....., toutefois ce sera surtout la tâche des recherches ultérieures de poursuivre de semblables rapports jusqu'aux premières périodes du développement. »

III.

OBSERVATIONS.

Nous allons maintenant donner les résultats de nos propres recherches. Les crânes dont suivent les observations sont à l'abri de toute critique, quant à leur détermination, ce sont tous des crânes synostotiques *de la plus pure espèce*. Les uns ne sont pas encore arrivés à leur complet développement; pour ceux-là, point de doute; les autres, quoique d'un âge plus ou moins avancé, n'en présentent pas moins, comme on verra, des caractères tranchés de synostose prématurée. Nous avons fouillé autant que possible les principales collections crâniennes de Paris, et réuni ainsi quinze observations.

Pour faciliter la critique et la comparaison des faits et pour ne rien préjuger, nous prendrons comme base de leur classification les sutures oblitérées elles-mêmes, sans tenir compte des formes crâniennes, ce qui nous donnera les trois groupes suivants :

1° Crâne dont la sagittale seule est oblitérée. — *Synostose médiane* ou *sagittale*.

2° Crânes dont la sagittale est oblitérée, en même temps qu'une ou plusieurs sutures transverses ou latérales. — *Synostose médio-latérale*.

3° Crânes dont une ou plusieurs sutures transverses ou latérales sont oblitérées du même côté. — *Synostose unilatérale*.

Synostose médiane.

OBSERVATION Ire.

Muséum d'histoire naturelle : Galerie d'anthropologie, n° 554.

Inscription : Kanake (Iles Marquises). Donné par M. Lebastard, chirurgien de la marine.

Homme. Age probable, 35 ans. La suture sagittale est entièrement oblitérée; quelques très-légères traces se voient encore cependant vers les 2 centimètres postérieurs.

Ce crâne ne présente aucune déformation. A la partie supérieure de chaque suture écailleuse (temporo-pariétale), on voit deux petits os wormiens; il y en a deux autres dans chaque fontanelle postéro-inférieure.

OBSERVATION II.

Muséum d'histoire naturelle : Laboratoire d'anthropologie, n° 124.
Crâne de momie égypitenne, provenant des fouilles de Thèbes ; dynastie inconnue.

Femme âgée de 25 ans. De toutes les sutures, la sagittale seule est entièrement effacée en dedans comme en dehors.

Ce crâne est parfaitement développé ; on remarque seulement une légère asymétrie occipitale, au niveau de la protubérance ; le côté gauche est porté un peu plus en arrière que le côté droit. — Les régions antérieure, supérieure et latérale du crâne ne présentent rien de particulier, d'anormal. Il n'y a qu'un trou pariétal, très-grand, situé du côté droit. Os intercalaire, carré, de 1 centimètre de côté au lieu de la fontanelle antéro-latérale droite.

OBSERVATION III.

Muséum d'histoire naturelle : Laboratoire d'anthropologie, n° 197.

Crâne d'une momie égyptienne. Homme. Ab-Negah ; XIe dynastie.

La suture sphéno-basilaire est encore ouverte. Les molaires sont un peu usées, la dent de sagesse ou troisième grosse molaire commence à franchir l'alvéole. Age : 16 ans. Les os du crâne sont épais, mais assez légers relativement. Les pariétaux, à leur partie antérieure, sont parsemés d'un nombre considérable de petits trous (ostéoporose). Léger prognathisme alvéolaire.

On ne voit aucune trace de la suture sagittale, tant à l'extérieur qu'à l'intérieur. Les deux pariétaux sont réunis en un seul et même os, le *bi-pariétal* de Virchow. Toutes les autres sutures sont ouvertes. — La seule particularité remarquable que présente ce crâne est une légère dépression en forme de selle (clinocéphalie), à la voûte du crâne et au niveau de la coronale ; les bossses pariétales sont peu marquées. Il y a deux trous pariétaux. A la région sagittale postérieure, suivant une longueur de 6 centimètres, la voûte du crâne est légèrement aplatie, de même qu'au voisinage des angles postéro-inférieurs des pariétaux.

OBSERVATION IV.

Muséum d'histoire naturelle : Galerie d'anthropologie, n° 2728.

Crâne d'un naturel de Taïti (vallée de Papenoo), donné par M. A. Bourgarel, chirurgien de la marine.

Homme. Age probable : 40 ans.

La sagittale entière est oblitérée ; on n'en voit aucune trace. Les deux pariétaux ne forment plus qu'un seul et même os. Les autres sutures sont intactes.

La région frontale antérieure, un peu aplatie, déprimée, peut-être artificiellement durant la vie de l'individu. — Une légère dépression transversale se voit en arrière de la coronale, en haut et sur les côtés des pariétaux. — Bosses pariétales saillantes. Le trou pariétal gauche est le seul qui existe ; à son niveau, une petite dépression se remarque dans la direction de la sagittale, suivant 4 centimètres de long et 2 centimètres de large. — Les ailes du sphénoïde sont très-larges : 4 centimètres.

Crâne symétrique, épais, pesant ; légère hyperostose.

OBSERVATION V.

Muséum d'histoire d'histoire naturelle : Colllection de Gall, n° 159.

Hydrocépale mort dans une maison d'aliénés, dont les fonctions cérébrales n'ont été dérangéees qu'à un âge assez avancé. (Sans autres renseignements.)

Homme de 55 à 60 ans.

La sagittale est oblitérée depuis très-longtemps, il n'en existe pas la moindre trace, le bipariétal est complet. — Toutes les autres sutures sont envahies par l'ossification ; mais celle-ci, tout à fait incomplète, a tous les caractères de l'ossification normale ou sénile. — Il n'y a pas de trous pariétaux, mais une série de petits pertuis de chaque côté de l'ancienne sagittale.

La région frontale antérieure est parfaitement développée ; au-dessus des bosses frontales il y a comme un léger affaissement. — La voûte est très-allongée et disposée en carène ; une crête osseuse bien caractérisée court tout le long et au-dessus de l'ancienne sagittale ; les pariétaux s'accolent en ogive ; pas de *bec pariétal*, dans la suture coronale. — Les pariétaux descendent doucement en arrière et vont former, avec l'occipital, un occiput allongé, en *forme de capsule* pointue ; l'occiput est légèrement asymétrique, le côté gauche est plus bombé que le droit. — Les régions latérales sont symétriques; elles descendent de la crête sagittale en forme de plan oblique; l'écaille temporale est très-allongée. — La base du crâne présente une forte asymétrie du grand trou occipital, dont le grand axe est oblique d'avant en arrière et de gauche à droite; le condyle gauche est déjeté en dehors, le droit en dedans de la ligne médiane. L'apophyse mastoïde gauche est plus longue, plus développée et plus en arrière que la droite; le trou auditif externe gauche est aussi plus large et plus en arrière que le droit. (V. pl. II.)

Synostose médio-latérale.

OBSERVATION VI.

Musée Orfila. N° A 511.

Jeune négresse. Les dents de sagesse ne sont pas encore sorties. La suture sphéno-basilaire est très-ouverte. Age : 12 à 14 ans.

On ne voit pas de traces de la sagittale. La coronale est oblitérée entièrement, à l'exception de la portion temporale gauche. Oblitération complète des deux sphéno-frontales; oblitération incomplète des temporo-pariétales. Toutes les autres sont ouvertes, et peu compliquées. — La région frontale est plus développée, plus droite, moins fuyante qu'elle n'est d'habitude chez le nègre. — Pas de trous pariétaux. Courbes temporales très-prononcées. La seule anomalie remarquable est une contraction, une dépression transversale du crâne, siégeant à la région pariétale antérieure. Nulle au sommet, cette contraction est très-marquée latéralement. Crâne symétrique. — Prognathisme considérable.

OBSERVATION VII.

Laboratoire de M. Broca.

Marie-Sylphide Sem, 21 ans, née à la Nouvelle-Orléans, négresse, morte le 13 juillet 1866, à la Salpêtrière, service de M. Baillarger.

Toute la coronale, en dedans, excepté à la partie médiane, est effacée; extérieurement il n'y a que la portion temporale d'oblitérée entièrement. La sagittale est aux trois quarts oblitérée aux deux divisions antérieures, elle est effacée à la quatrième. La lambdoïde est intacte.

Crâne incomplet, la voûte crânienne seule existe; on remarque une dépression en forme de selle, une clinocéphalie assez marquée à la région pariétale antérieure.

OBSERVATION VIII.

Muséum d'histoire naturelle : Galerie d'anthropologie, n° 1278.

Race éthiopique; crâne d'enfant.

La seconde dentition commence à peine. Age : 5 ans.

La suture sagittale a 115 millimètres de long. Elle est entièrement effacée dans les 70 millimètres postérieurs. Elle est ouverte dans les 25 millimètres antérieurs; les 20 millimètres intermédiaires sont à moitié oblitérés. — Les deux sutures occipito-mastoïdiennes sont effacées à leur partie moyenne, dans une longueur de 1 centimètre. La suture pariéto-mastoïdienne droite est entièrement soudée dans ses 15 millimètres postérieurs. — Toutes les autres sutures sont franchement ouvertes.

La face est déjà sensiblement prognathe. — Les bosses frontales latérales sont bien marquées; la bosse frontale moyenne est aussi très-détachée. — Les bosses pariétales sont très-développées; ce qui produit à leur niveau une dépression considérable de la partie moyenne de la suture sagittale. Les deux trous pariétaux n'existent pas, mais un assez grand nombre d'autres petits trous, disséminés sur la voûte, sont chargés de les remplacer. — Les deux régions temporales sont très-bombées. — Il y a un faible degré de contraction, de dépression, suivant le bord postérieur des pariétaux. — Le crâne est symétrique. — La région occipitale est normale.

OBSERVATION IX.

Muséum d'histoire naturelle : Galerie d'anthropologie, n° 1241.

Crâne tiré d'un cimetière indien, à Rhode-Island (États-Unis d'Amérique), remarquable par sa forme. Envoi de M. W.-R. Staples.

Crâne incomplet; la face manque totalement. La base du crâne est fort endommagée; l'occipital et les deux temporaux sont le siége de fractures posthumes, dans le voisinage du trou occipital. Le sphénoïde est à 1 centimètre de l'apophyse basilaire; l'articulation sphéno-basilaire est simplement disjointe; elle n'était pas encore ossifiée. Le volume du crâne, l'épaisseur des os indiquent que ce crâne devait appartenir à un enfant de 6 à 8 ans.

La coronale, sauf les deux portions temporales, est entièrement oblitérée; il n'en reste pas la moindre trace. Si on essaie, en se guidant sur la direction des portions temporales, de fixer d'une manière approximative le point bregma, on constate que ce point est situé à 2 centimètres environ de l'extrémité antérieure actuelle de la sagittale; par conséquent la sagittale est aussi oblitérée prématurément dans ses 2 centimètres antérieurs. Toutes les autres sutures, sans exception, sont nettement ouvertes.

L'arcade zygomatique n'existant pas, il est difficile de donner à ce crâne une direction horizontale précise; on peut y arriver approximativement en se basant sur la direction de la grande aile sphénoïdale. On constate alors à la région frontale l'existence d'une bosse frontale moyenne excessivement développée, et dépassant de beaucoup la bosse nasale. Pas de bosses frontales latérales. La région frontale est disposée en forme d'un coin à tranchant mousse et arrondi, dirigée en avant et verticalement; ou bien, si l'on veut, l'os frontal a la forme d'un cône aplati latéralement. — Au niveau de la coronale, la voûte du crâne, non déprimée, est au contraire pleine, bombée et régulièrement arrondie. — Un sillon ou rigole, large, évasé, mais peu profond, court le long de la sagittale qui en occupe le fond; à peine prononcée en avant et tout à fait en arrière, cette dépression est très-marquée entre les deux bosses pariétales, qui sont très-développées, très-arrondies et très-rapprochées de la sagittale. — Des deux bosses, les pariétaux descendent verticalement aux régions temporales. — La région occipitale est normalement développée. — En toutes ses parties ce crâne est très-symétrique. — La base du crâne, à cause de son état délabré, ne nous fournit aucun renseignement. (V. Pl. I.)

OBSERVATION X.

Musée Orfila, nº G. 504.

Ulbach, assassin de la bergère d'Ivry.

Agé de 25 à 30 ans. La coronale et la sagittale sont entièrement effacées, en dedans et en dehors du crâne. Toutes les autres sont intactes. — Épaississement assez considérable des os (de 10 à 12 millim.) à la région frontale supérieure et aux bosses pariétales; à la voûte orbitaire et à la région temporale ils sont d'une minceur remarquable.

Le crâne a, dans son ensemble, une forme arrondie, sphérique. La voûte est élevée en dôme assez régulier; les côtés sont aussi très-bombés. — Le front est peu développé et aplati supérieurement; une dépression transversale très-accusée existe au-dessus des arcades sourcilières. — Les ailes du sphénoïde et les fosses zygomatiques sont très-étroites. — La région occipitale est normale, mais elle participe de la forme généralement arrondie du crâne. — Il y a deux trous pariétaux, le gauche plus grand et plus en avant que le droit. A la partie centrale de la voûte du crâne est une petite plaque de tissu osseux hyperostosé; les autres points de la voute présentent les ouvertures de nombreux petits canaux osseux. — La suture lambdoïde est assez compliquée. — La base du crâne n'a rien de particulier. — A la surface interne, les impressions digitales sont très-fortement accusées.

Synostose unilatérale.

OBSERVATION XI.

Muséum d'histoire naturelle : Galerie d'anthropologio, n° 560.

Kanake (Iles Marquises). Donné par M. Lebastard, chirurgien de la marine.

Homme. Age probable, 35 ans. La coronale gauche, depuis le bregma jusqu'à la ligne courbe temporale, est entièrement effacée. Toutes les autres sutures sont intactes et très-ouvertes.

Aucune déformation appréciable. Crâne symétrique, normal, bien développé et conformé suivant le type de la race.

OBSERVATION XII.

Muséum d'histoire naturelle : Galerie d'antropologie, n° 1225.
Péruvien d'Arica, donné par M. Lauray. Os épactal.

Crâne d'homme. Age, 35 à 40 ans.

Toute la moitié droite de la coronale est entièrement soudée ; pas de traces visibles. Toutes les autres sont ouvertes, très-distinctes. La région frontale est normale. — Au niveau du bregma est une éminence, une bosse symétrique, étendue autant en avant qu'en arrière, à droite qu'à gauche. Le reste de la voûte crânienne est normal. — Pas de trous pariétaux; remplacés par une multitude de petits conduits qu'on remarque sur toute la face pariétale. — Les bosses pariétales, bien accusées, sont normalement situées. — Région occipitale normale. — Si on prend la longueur de l'écaille temporale de l'extrémité supérieure de la suture sphéno-temporale à l'angle squamo-mastoïdien, on trouve que cette longueur du côté gauche est plus courte de quelques millimètres que du côté droit. En revanche, la grande aile sphénoïdale gauche dépasse de quelques millimètres en largeur l'aile du côté droit : compensation qui fait que les deux dimensions latérales du crâne sont égales.

Pas de déformation artificielle, ni os wormien. Crâne très-symétrique.

OBSERVATION XIII.

Musée Dupuytren, n° 441 a.

Crâne du nommé Julemier, idiot, âgé de 18 ans ; toute la moitié droite de la tête, et surtout le pariétal au niveau de sa bosse, a acquis un développement considérable. Les sutures sont presque toutes ossifiées.

Il n'y a d'ossifiées que la branche gauche de la lambdoïde, la moitié gauche de la coronale, et la petite portion temporale de la moitié droite. La sagittale est entièrement ouverte ; et on ne peut rien savoir sur les autres sutures, car la base du crâne manque totalement.

Les dimensions de ce crâne le rapprochent des microcéphales, et si le côté droit de la tête paraît avoir pris un *développement considérable*, c'est que du côté gauche il y a affaissement du pariétal. La région frontale, quoique petite, est bien conformée ; pas de déformation au niveau de la coronale oblitérée ; mais la région pariétale gauche est affaissée sur elle-même, au niveau et autour de la bosse. Pas de déformation à la région occipitale, qui est symétrique. — Sur les régions latérales, on remarque que la tempe droite est un peu plus bombée que la gauche.

Les sutures non fermées sont très-simples. Un seul trou pariétal rès-petit du côté droit. Les sinus frontaux sont spacieux, caractère déjà remarqué par Vogt sur les microcéphales, mais ici ils ne forment pas de bourrelets sus-orbitaires, comme cela se voit souvent sur ces crânes.— Les impressions digitales et les éminences mamillaires sont excessivement accusées sur toute la face interne du crâne, disposition qui a été déjà signalée et interprétée par M. Broca et Gratiolet.

OSERVATION XIV.

Muséum d'histoire naturelle : Collection de Gall, n° 106.

Imbécile fort bizarre dans ses habitudes, mort dans un accès de délire aigu.

Crâne d'homme. Age probable : 50 ans.

La coronale gauche du bregma, à la ligne courbe temporale, est entièrement effacée; toutes les autres sutures sont très-ouvertes, sans exception. *L'oblitération sénile* n'a encore commencé ni en dedans ni en dehors du crâne.

Au niveau et un peu au-dessus des arcades sourcilières, le front est normal, symétrique. La bosse frontale droite est bien accusée, la gauche peu marquée, et en cet endroit le front est légèrement déprimé. — A la voûte un aplatissement très-accentué se remarque au niveau de la suture oblitérée, et cela tant sur le frontal que sur le pariétal gauche. Cet aplatissement se prononce de moins en moins à mesure qu'on se rapproche de l'occiput. La région occipitale est symétrique. Dans la branche gauche de la lambdoïde on voit trois os wormiens, et huit autres dans la branche droite; il en existe aussi un au sommet de cette suture et au lieu de la fontanelle antéro-latérale droite. — Les régions latérales du crâne sont à peu de chose près symétriques; la grande aile du spénoïde et l'écaille temporale sont cependant plus larges du côté droit de quelques millimètres. — La bosse pariétale gauche est plus petite, moins accusée que la droite, et tout le côté gauche du crâne, à l'exception de la région occipitale, a subi un retrait, une espèce d'affaissement.

La base du crâne est normale. La face interne du crâne présente des particularités du plus grand intérêt. Du côté de la suture oblitérée, le sillon de l'artère méningée moyenne a un diamètre au moins triple de celui du côté opposé; il va se rendre dans une assez grande dépression creusée, aux dépens de l'os, près de la région sagittale. Du côté droit, un peu plus en arrière et tout près aussi de la place primitive de la sagittale, il existe une dépression semblable, mais plus petite.

Les os de ce crâne sont minces; le crâne lui-même a un volume assez considérable.

OBSERVATION XV.

Musée Orfila, n° A 20.

Crâne d'homme. Dents de sagesse supérieures sur le point de sortir de l'alvéole; les inférieures complétement sorties. Agé de 20 à 25 ans.

La moitié gauche de la coronale est entièrement effacée; de ce côté le frontal et le pariétal ne forment qu'un seul et même os. Toutes les autres sutures sont ouvertes. Un très-petit os wormien se voit au lieu de la fontanelle latéro-postérieure.

Le crâne étant placé horizontalement, on remarque que la région frontale, au niveau et un peu au-dessus des arcades sourcilières, est parfaitement symétrique; la bosse frontale gauche est légèrement plus prononcée que la droite. — La suture sagittale coupe très-obliquement le plan médian du crâne; elle est déjetée à droite en avant et à gauche en arrière; au niveau de ses trois dernières divisions, elle est déprimée en forme de rigole, et le rebord droit de cette rigole est plus élevé que le gauche. Des deux trous pariétaux, le gauche est le plus large; tous les deux sont au même niveau. La voûte du crâne, au niveau de la coronale, est régulière, bombée, arrondie. — A la région postérieure, la portion occipitale est normale, mais la portion pariétale droite, située sur un plan plus reculé, est plus arrondie, plus pleine, plus accusée que celle du côté gauche. — Si par le point bregma on mène un plan perpendiculaire et transversal, on voit que le trou auditif droit est situé à 2 centimètres en arrière de ce plan, tandis que le gauche s'y trouve compris. La grande aile du sphénoïde du côté droit a une largeur double de la grande aile gauche; les deux sutures sphéno-frontales sont au même plan; les deux écailles temporales sont de même dimension, mais la droite est plus en arrière que la gauche. Toute la région latérale gauche est moins développée, moins saillante que la droite, surtout en arrière; de ce côté gauche la paroi crânienne, sans bosse pariétale, est dirigée presque verticalement, tandis que du côté droit cette paroi est rehaussée par une bosse pariétale bien accusée. La ligne courbe temporale gauche paraît plus élevée que la droite. — La base du crâne est normale; cependant la pyramide temporale droite est un peu plus longue et plus oblique que la gauche. — Face normalement développée.

IV

CONSIDÉRATIONS GÉNÉRALES

Parmi les quinze observations précédentes, aucune n'est caractérisée par une synostose simplement latérale ou transverse : nous n'avons jamais rencontré l'oblitération de la coronale, de la lambdoïde ou d'une des sutures sphénoïdales sans qu'il n'y ait en même temps une oblitération de la sagittale. Nous n'en conclurons pas que ces formes simples n'existent pas, car Virchow et Lucæ les ont très-nettement signalées ; seulement elles sont assez rares. De toutes les sutures, la sagittale paraît donc être celle qui est le plus souvent atteinte de synostose prématurée. L'ossification de la suture temporo-pariétale seule n'a pas encore, je crois, été constatée ; quand elle existe, elle se trouve associée à l'ossification d'autres sutures. Nous n'avons qu'un seul cas de ce genre (obs. 6), ce qui prouverait que cette forme, même complexe, n'est pas très-fréquente. Nous avons déjà vu que pour la synostose normale les sutures sagittale et temporo-pariétale avaient donné lieu aux mêmes marques. Entre les deux genres d'ossification, il paraît y avoir certains rapports qu'on pourrait formuler ainsi : *Les sutures qui, à l'état normal, ont le plus ou le moins d'aptitude à l'oblitération, sont aussi celles qui en ont le plus ou le moins à l'état pathologique.*

Les synostoses *médianes*, *médio-latérales et unilatérales* semblent se rencontrer aussi fréquemment les unes que les autres. En effet, sur quinze cas de synostose, il y en a cinq pour chaque groupe.

S'il est le plus souvent facile de constater sur un crâne l'oblitération prématurée d'une suture, en se guidant sur les caractères distinctifs que nous avons fait connaître plus haut, il n'en est pas de même quand il s'agit de remonter à l'époque des premières manifestations du phénomène. Barnard Davis cite un cas de synostose des sutures sagittale et coronale chez un enfant de sept mois (1). Minchin a observé une absence complète de la sagittale chez un autre enfant âgé de deux ans et demi, mort à la suite d'une rougeole de phthisie aiguë (2). La même disposition est signalée par Thurnam chez un jeune irlandais de trois ans et demi (3). Il est plus que probable que, pour ces trois cas, la synostose date de la vie intra-utérine. Je ne connais pour mon compte qu'un seul cas bien constaté de ce genre de synostose, c'est celui de M. Le Courtois, dont mon ami et collègue M. Hamy a entretenu la Société d'anthropologie (4) : Un fœtus microcéphale présentait, en même temps que plusieurs anomalies par excès et par défaut, une oblitération des sutures médio-frontale et fronto-pariétale gauche. L'enfant nègre âgé de cinq ans qui fait le sujet de notre huitième observation présente des parties de suture entièrement effacées, et d'autres parties effacées incomplétement. Si chez lui le travail synostotique a commencé dès la vie fœtale, il est certain qu'il se continuait encore à la cinquième année. L'enfant de Rhode-Island est très-probablement aussi un cas de synostose

(1) On synostotic crania, p. 19.

(2) Contributions to craniology, Dublin, Quart. Journ. med. sc., nov. 1856.

(3) On synostosis, V. le tableau qui est à la première page.

(4) Bull. Soc. anthr., an. 1867, p. 507.

congénitale. Quant aux autres cas que nous avons signalés, il est bien difficile de leur assigner une date, même approximative. Pour eux, le travail synostotique peut tout aussi bien dater de la jeunesse, de l'enfance ou de la vie intra-utérine. Suivant certains auteurs la date de la synostose est d'autant plus éloignée que les déformations crâniennes concomitantes sont plus exagérées. Mais, comme nous verrons qu'il n'y a pas un rapport toujours constant entre ces deux ordres de faits, ce caractère ne saurait avoir qu'une valeur relative. En se basant sur lui, les crânes des observations 5, 13, 15, se seraient probablement synostosés durant la vie intra-utérine; ceux des observations 2, 3, 6, 7, 10, 14, durant l'enfance; et ceux des observations 1, 4, 11, 12, durant la jeunesse.

En conséquence, au point de vue de l'âge, on peut admettre une synostose *congénitale*, *fœtale* ou *intra-utérine*, une synostose *enfantile* et une synostose *juvénile*. Welcker admet encore une synostose *sénile prématurée*, pouvant se manifester à partir de la vingt-cinquième année, après le complet développement du crâne, mais avant l'époque ordinaire de l'oblitération normale des sutures (1).

Le sexe a une influence certainement considérable sur le développement de la synostose. Sur 13 cas, nous notons seulement 3 femmes, un quart environ (2). Sur le tableau des mensurations qui se trouve dans la brochure de Thurnam (3), il y a 49 hommes et 26 femmes,

(1) Wachsthum und Bau, p. 17.

(2) Nous ne donnons pas ici le sexe des crânes enfantins nos 8 et 9 à leur âge, les caractères ostéologiques sexuels n'existent pas encore

(3) On synostosis, etc., p. 1.

ou à peu près 2 hommes pour 1 femme. *Le sexe masculin possède donc une prédisposition au moins deux fois plus forte que le sexe féminin, pour la synostose prématurée.*

L'oblitération précoce des sutures peut se manifester chez toutes les races humaines. Elle a été constatée en Allemagne, en Angleterre et en France par tous les auteurs qui se sont occupés de la question. Nous l'avons nous-même rencontrée chez les anciens Égyptiens, chez les indigènes de Rhode-Island et au Pérou (Amérique), chez les Kanakes et les Taïtiens (Océanie) et chez les nègres d'Afrique. Barnard Davis l'a signalée aussi chez les Australiens, les Lapons, les Indous, les indigènes de Ceylan, etc., et Thurnam, chez les anciens Bretons de l'époque de la Pierre polie. Mais il s'en faut que toutes les races aient pour elles le même degré d'aptitude. De nos quinze crânes synostotiques, dix ont appartenu à des individus de races inférieures, qui ont vécu à l'état plus ou moins sauvage; et, parmi ces derniers, ce sont certainement les nègres qui y sont le plus prédisposés. Chez eux, la synostose de la suture sagittale surtout se remarque souvent; si bien que certains observateurs, comme Ballard et Wallace, ont cru devoir faire du manque de cette suture un caractère de la race négritique (1). Souvent aussi, Thurnam a constaté la synostose sagittale sur les hommes qui ont laissé leurs dépouilles dans les Long-Barrows de la Grande-Bretagne (2). La sagittale, chez le nègre et l'ancien Breton dolichocéphale, se place donc à côté de la suture médio-frontale, à cause de

(1) On the supposed Want of the sagittal sutture in certain Tribes of Negroes. Studies in physiology and medicine, 1863, p. 344.

(2) On synostosis, p. 7.

sa grande tendance à l'ossification prématurée. De ce rapprochement, il ne faudrait point conclure que la suture sagittale jouit de cette prédisposition chez toutes les races dolichocéphales. Ainsi, chez les Basques, la suture médio-frontale est très-rarement persistante, et cependant sur aucun de ceux dont nous avons examiné le crâne, nous n'avons rencontré la synostose prématurée de la sagittale. Cette différence n'a rien d'étonnant, vu l'énorme distance qui sépare le Basque du nègre, au point de vue du mode de développement cérébral et crânien. Un rapport plus constant pourrait être établi entre l'état d'infériorité ou de supériorité de la race et son aptitude à la synostose prématurée. Des remarques précédentes, nous croyons qu'on peut légitimement admettre que :

Les races inférieures sont plus prédisposées que les autres à l'oblitération anormale des sutures.

Et comme les races inférieures sont aussi celles où l'oblitération normale se fait le plus tôt, on peut encore avancer, comme très-probable, cette autre proposition :

Les races où l'oblitération normale se fait à une époque relativement tardive, sont aussi celles qui sont le moins prédisposées à la synostose anormale.

Nous allons maintenant aborder un des points les plus importants de la question, celui qui consiste à déterminer quels sont, pour la forme du crâne, les modifications qui résultent de la soudure précoce d'une ou plusieurs sutures. Déjà nous connaissons à ce sujet les opinions de Virchow et de Lucæ; et la nomenclature qu'ils ont proposée l'un et l'autre donne le résultat final de leurs recherches. Pour juger de la valeur de ces nomenclatures, nous n'avons qu'à essayer d'y faire entrer les faits que nous avons apportés et voir si leurs caractères ne sont pas en désaccord avec ceux qui sont la base de la classification.

Les crânes du premier groupe sont, avons-nous vu, caractérisés par l'oblitération prématurée de la suture sagittale. Suivant Virchow et Lucæ, ces crânes doivent affecter ou la forme *dolichocéphale simple*, ou la forme *sphénocéphale*. Avant d'aller plus loin, nous devons prévenir que le terme de sphénocéphale (*tête en forme de coin*) est généralement abandonné pour celui plus approprié de scaphocéphale (*tête en forme de bâteau*). C'est Von Baer qui, le premier, l'a proposé dans son *Mémoire sur les Macrocéphales de Crimée*. D'après lui, la scaphocéphalie serait congénitale; il n'y aurait pas soudure, synostose des pariétaux, mais formation primitive de ces deux os au moyen d'un seul point central d'ossification. Lucæ avait déjà émis la même opinion, à propos d'un crâne qui présentait une synostose fronto-pariétale droite, et qui aurait dû sa conformation à un centre unique d'ossification (1). Le Dr Minchin, de Dublin, partage la manière de voir de Von Baer sur l'ostéogénie de la forme scaphocéphalique (2); Virchow était aussi disposé à admettre l'opinion de Lucæ (3), quand un examen plus minutieux, fait par Welcker (4), est venu démontrer que la suture fronto-pariétale droite du crâne

(1) De symmetria et assymmetria organ. animal. imprimis cranii. Marburgi, 1839.

(2) Dublin quart. Journ. med., *loc. cit.*

(3) Gesammelte Abhandlungen, S. 927 et 971.

(4) Wachsthum and Bau, § 22, S. 111. — Le dessin de ce crâne se trouve à la pl. XII, fig. 3 de l'ouvrage de Lucæ.

de Marburg montrait encore quelques légères traces de son ancienne existence. Le fait sur lequel s'appuie Minchin, appartenant à un enfant de 2 ans et demi, n'est pas assez concluant. Comme jusqu'à ce jour aucun fait embryogénique ne plaide en faveur de cette manière d'interpréter la non-existence d'une suture, on ne peut accepter cette vue qu'à titre de simple hypothèse.

Cela dit, passons à l'examen des crânes dont les pariétaux sont soudés et que nous appellerons *scaphocéphales* quand ils présenteront la forme de coin ou de carène.

Le crâne n° 1 est conformé suivant le type de sa race; il ne montre ni déformation ni exagération de ses caractères. On peut objecter que ce crâne ayant appartenu à un individu de 35 ans, la synostose dont il est affecté pourrait bien n'avoir commencé qu'après le complet développement; il n'y aurait donc rien d'extraordinaire à ce qu'il fût normal. On doit cependant remarquer qu'il y a deux os wormiens à la partie supérieure de chaque écaille temporale, ce qui tendrait à prouver que le bord inférieur des pariétaux a subi un développement exagéré, compensateur, suffisant pour prévenir toute espèce de dolichocéphalie ou scaphocéphalie.

Le n° 2 ne répond pas davantage à la classification; il a appartenu à une Égyptienne de 25 ans, et la sagittale est si bien oblitérée qu'il est certain que la synostose pariétale date déjà de longtemps, bien avant le développement complet du crâne. Son indice céphalique étant 76, il est sous-dolichocéphale, comme les Égyptiens normaux de cette époque (1).

(1) M. Pruner-Bey donne le chiffre 76 comme indice céphalique

Le n° 3 présente une dolichocéphalie très-prononcée (indice céphalique, 68) ; il est donc conforme aux descriptions de Lucæ et Virchow en tant que simple dolichocéphale. Il n'y a chez lui aucune tendance à la scaphocéphalie; au contraire, la voûte crânienne est plutôt aplatie. Au niveau de la suture coronale est une légère dépression circulaire en forme de selle (clinocéphalie) et que les auteurs anglais appellent dépression *post-coronale*. Cette déformation résulte-t-elle de la synostose pariétale? Je l'ai rencontrée sur plusieurs crânes d'anciens Égyptiens où toutes les sutures étaient ouvertes. Le Dr Lunier l'a aussi remarquée, dans le département des Deux-Sèvres, chez des individus atteints pour la plupart d'affections mentales, et il l'attribue à une compression circulaire produite par un genre de coiffure dont on pare la tête dès le plus jeune âge (1). Cette opinion est discutable, car cette déformation n'est pas rare chez des sujets normaux dont la tête n'a jamais subi aucune espèce de compression, et moi-même je l'ai plusieurs fois rencontrée chez des jeunes gens de ma connaissance. Elle constitue la déformation crânienne que le Dr Gosse a appelée *tête bilobée* (2) et qui nous paraît dépendre tout aussi bien d'un développement particulier du cerveau que d'influences mécaniques extérieures.

Le n° 4 n'est point scaphocéphale et sa dolichocé-

moyen des anciennes Égyptiennes. — V. le tableau qui se trouve à la fin de son Mémoire sur l'ancienne race égyptienne. Mém. Soc. anthrop., tom. Ier, p. 399.

(1) Recherches sur quelques déformations du crâne, observées dans le département des Deux-Sèvres; Paris, 1852.

(2) Gosse, Essai sur les déformations du crâne, Paris, in-8°, 1855, p. 66.

phalie n'a rien d'anormal. Comme le précédent, il présente une légère dépression post-coronale ou clinocéphalie. Le front est aplati, mais nous savons que les Taïtiens ont aimé à déformer artificiellement la tête de leurs enfants (1); rien ne nous autorise par conséquent à attribuer cette déformation à la synostose pariétale.

Le n° 5 est un scaphocéphale des mieux caractérisés (voy. pl. II), rien n'y manque : allongement considérable (indice céphalique, 62), absence de bosses pariétales, occiput en capsule, crète sagittale donnant à la voûte incurvée du crâne la forme d'une carène. Comme le scaphocéphale de Poméranie décrit et figuré par B. Davis (*On synostotic Crania*, p. 85, pl. IX, X et XI), il présente une asymétrie du trou occipital; il a une dolichocéphalie moins prononcée que l'australien scaphocéphale décrit par le même auteur (p. 13, pl. I), dont l'indice céphalique est de 57, mais il est plus allongé que le scaphocéphale de Virchow (*Gesammelte, Abhand.*, p. 909, fig. 18 et 19), qui a 72 pour indice céphalique.

La région frontale antérieure de notre n° 5 est parfaitement développée, mais on ne remarque pas de développement compensateur très-marqué à la région de la fontanelle médio-antérieure, comme cela a été signalé chez la plupart des scaphocéphales. Cette forme crânienne si caractéristique est très-rare ; c'est à peine, je crois, s'il en existe dans toute la science une quinzaine d'observations. Mais on la trouve normalement sans relation avec la synostose chez plusieurs races humaines, quoiqu'à un degré moins prononcé ; elle est si

(1) Gosse, *op. cit.*, p. 75.

commune chez les indigènes de la Néo-Calédonie, des Nouvelles-Hébrides et des îles Carolines, que B. Davis propose d'appeler ces races *scaphocéphales naturelles* (1).

Nous avons maintenant à examiner le second groupe de crânes, caractérisé par une synostose médio-latérale.

Le n° 6 ne présente d'autre anomalie qu'une dépression post-coronale, ce qui concorde très-bien avec la synostose temporo-pariétale qui existe sur ce crâne de jeune négresse. Mais il y a aussi une synostose sphéno-frontale et fronto-pariétale, qui devrait, suivant Virchow et Lucæ produire une platycéphalie des plus prononcées; or le front de cette négresse, comparé à celui d'un nègre qui se trouve au musée Orfila, dans la même vitrine, est plus développé, plus droit, plus saillant. En même temps, ce crâne nous présente une synostose sagittale, et cependant, il n'y a point de dolichocéphalie extraordinaire, l'indice céphalique étant 75.

Le n° 7 est trop incomplet pour nous permettre des rapprochements précis. La clinocéphalie qui existe à la région pariétale antérieure doit nous faire penser à une synostose temporo ou sphéno-frontale.

Le n° 8, au contraire, va nous présenter des particularités du plus haut intérêt pour l'histoire de la synostose. En ce cas, la suture sagittale est presque entièrement ossifiée. Ce crâne ne se distingue cependant pas par une forme dolichocéphale exagérée, en dehors de la normale, ni par une forme scaphocéphale. C'est plu-

(1) B. Davis, *op. cit.*, p. 31.

tôt l'inverse de la scaphocéphalie qui existe : bosses pariétales très-développées ; dépression sagittale à l'extérieur, crête sagittale à l'intérieur.

Les deux sutures occcipito-mastoïdiennes sont en parties oblitérées. Si nous consultons la nomenclature de Virchow, nous ne trouvons point cette synostose indiquée. Dans celle de Lucæ, elle correspond à la forme apiocéphale, avec développement compensateur des pariétaux en largeur. Ce développement existe ici, mais non la disposition pyriforme. Ce qu'on voit, c'est une dépression transversale suivant le bord postérieur des pariétaux, tout à fait analogue à la clinocéphalie qui siége en d'autres cas sur le bord antérieur des mêmes os. Cette déformation s'explique naturellement, si on réfléchit que l'ossification partielle des sutures occipito-mastoïdiennes agit à la manière d'un lien inextensible qu'on aurait passé tout autour de la région occipitale. En conséquence on pourrait appeler cette déformation *clinocéphalie postérieure*.

Le n° 9 nous offre aussi une étude très-intéressante. Ce crâne, pour être conforme aux descriptions de Virchow et Lucæ devrait être platycéphale. La région frontale est au contraire très-développée et proémine en avant suivant la forme d'un coin dont le tranchant serait vertical ; ce qui, ajouté à la forte saillie des deux bosses pariétales séparées d'un sillon médian, donne à ce crâne une forme qui se rapprocherait plutôt du trigonocéphale représenté par Welcker (Wachsthum und Bau., pl. XV et XVI). Si on conservait le terme *sphénocéphalie*, on aurait ici un cas de *sphénocéphalie frontale* (v. pl. I).

Le n° 10, en raison de sa synostose pariétale, devrait

être dolichocéphale. Or, son indice céphalique étant 81, le place au contraire parmi les *brachycéphales purs*. Mais en ne considérant que la synostose fronto pariétale, nous trouvons que les descriptions de Virchow et Lucæ s'appliquent assez bien à ce crâne. En effet, comme chez les platycéphales, le front est surbaissé, déprimé, et cet abaissement faisant paraître la région pariétale assez élevée, il en résulte une forme analogue à la pyramidale, *acrocéphale* de Lucæ et *oxycéphale* de Virchow.

Le troisième groupe, caractérisé par la synostose unilatérale d'une ou plusieurs sutures, correspond à la section des plagiocéphales.

Le n° 11, malgré une synostose fronto-pariétale droite, ne présente nulle déformation, nulle asymétrie. Mais ce crâne ayant appartenu à un homme de 35 ans environ, on peut répondre que l'oblitération s'est faite après le complet développement, constituant ainsi l'*oblitération sénile prématurée* de Welcker. Cependant, comme il n'existe véritablement aucune trace de la coronale droite et que toutes les autres sutures sont parfaitement ouvertes, l'ossification a bien pu se faire durant la jeunesse, sinon durant l'enfance.

Le n° 12 peut donner lieu à la même critique, car il ne présente ni déformation ni asymétrie. Toutefois, il offre une particularité que l'on ne doit pas passer sous silence. Du côté droit, la dimension longitudinale de l'écaille temporale est plus longue, et celle de la grande aile sphénoïdale est plus courte de quelques millimètres que les parties correspondantes du côté gauche. Il est probable que le sphénoïde aura été gêné dans son développement par la synostose coronale, mais qu'un développement compensateur du temporal en arrière et du bord pariétal postérieur aura rétabli la symétrie. Cette différence n'étant que de quelques millimètres, on pourrait peut-être conclure que l'oblitération n'a guère eu lieu que vers la vingtième année.

Le n° 13 offre cette particularité remarquable d'une synostose unilatérale gauche de la coronale et de la lambdoïde. Le crâne est évidemment plagiocéphale, mais l'asymétrie ne porte pas sur tout le côté gauche : la région pariétale seule est déprimée, les régions frontale et occipitale sont symétriques. Tous les crânes plagiocéphales représentés par Virchow ne sont caractérisés que par une synostose unilatérale fronto-pariétale.

Lucæ, en donnant comme caractéristique des plagiocéphales la synostose unilatérale d'*une* suture, nous porte à croire qu'il n'a jamais observé que l'oblitération d'une seule suture à la fois. Devant ce fait, il est nécessaire de réformer les deux classifications de la manière suivante :

Plagiocéphales, têtes tordues. — Synostose unilatérale d'une ou plusieurs sutures.

Le n° 14 est un plagiocéphale avec synostose de la coronale gauche : il est tout à fait conforme à la description des auteurs.

Le n° 15 est un des plus beaux exemples de plagiocéphalie que l'on puisse observer. Chez lui, l'asymétrie porte sur le côté gauche tout entier, et de ce côté le développement du crâne s'est fait d'une manière tout à fait incomplète, et a produit dans la conformation générale une véritable torsion. Il est semblable au crâne de Marburg et à ceux qui sont figurés par Virchow (*Gesam. Abhand.*, fig. 22 à 28).

Ces faits exposés, nous croyons pouvoir admettre les conclusions suivantes :

1. *Il paraît exister des cas de synostose prématurée sans aucune déformation crânienne.*

2. *Il en est d'autres où la déformation ne répond pas aux synostoses qui sont censées la produire.*

M. Barnard Davis, dans son étude sur les crânes synostotiques, est arrivé à ces mêmes conclusions, fondées sur l'examen d'un grand nombre de faits.

Il existe au Musée de la Société d'anthropologie quatre crânes qui ont été déterminés comme affectés de synostose prématurée. Ce sont les deux Basques, n°s 24 et 57 (bis), déterminés par M. Virchow (1), et les deux Syriens, n°s 2 et 6, déterminés par M. Pruner-Bey (2).

Le n° 24, ayant appartenu à un individu adulte, présente une oblitération très-avancée de la sagittale. L'oblitération de la lambdoïde est incomplète, inachevée, inégale, et pour elle le travail synostotique est arrivé après celui de la sagittale.

La synostose de la lambdoïde est très-probablement normale, et la sagittale paraît montrer plutôt ce que Welcker a appelé l'oblitération sénile prématurée, opinion que vient appuyer la persistance de la suture médio-frontale, qui est en voie d'ossification.

Le n° 57 (bis) est celui d'un individu d'un âge avancé, car les alvéoles du maxillaire supérieur sont résorbées jusqu'au niveau de la voûte palatine. La fronto-pariétale gauche est entièrement effacée, les deux os sont si bien fusionnés qu'ils ne paraissent en former qu'un seul. La sagittale aussi n'a pas laissé de traces, mais elle est inégale et raboteuse. La lambdoïde, ossifiée en partie, montre des traces très-visibles.

(1) Virchow, Sur les anciens crânes du nord-est de l'Allemagne et sur la méthode de juger leur particularité ; dans Compte rendu du congrès international d'anthropologie et d'archéologie préhistoriques, Paris, 1868, in-8°.

(2) Pruner-Bey, Crânes syriens, dans Bull. Soc. anthrop., an. 1866, p. 563-572.

Les deux sphéno-frontales et la portion temporale droite de la coronale sont soudées. — Ce crâne nous présente une plagiocéphalie très-accentuée correspondant à la synostose prématurée de la fronto-pariétale gauche. Il est possible, mais non certain, que la sagittale se soit aussi soudée prématurément; tandis qu'on peut assurer que l'oblitération des autres sutures est le simple effet de l'âge. Pour expliquer la brachycéphalie de ce crâne, nous n'avons que la synostose fronto-pariétale qui peut produire cet effet, d'après Virchow, mais non d'une manière nécessaire, d'après Lucæ.

Le crâne syrien n° 2, adulte, présente une ossification temporo-pariétale gauche qui a tous les caractères de la synostose prématurée. Aussi est-il plagiocéphale. Mais la déformation est peu prononcée et doit très-probablement dater de peu d'années avant le développement complet. La soudure des deux portions temporales de la coronale doit se rapporter plutôt aux effets de l'âge.

Le n° 6, adulte, nous offre une oblitération presque complète des portions pariéto-occipitales de la lambdoïde et de la moitié postérieure de la sagittale. La forme de ce crâne correspond exactement à l'oxycéphale de Virchow, et M. Pruner-Bey a eu parfaitement raison de la comparer à celle d'un pain de sucre. Pour ce qui regarde la synostose prématurée, il serait peut-être permis d'être un peu moins affirmatif que M. Pruner-Bey, par suite des considérations suivantes : ce crâne est adulte, les deux portions temporales de la coronale sont soudées par effet de l'âge, et l'oblitération de la sagittale et de la lambdoïde a eu lieu dans des endroits où elle commence normalement. La forme, il est vrai, est en pain de sucre; mais plusieurs autres crânes syriens présentent cette particularité, suite d'une déformation accidentelle ou intentionnelle, comme l'a très-bien fait remarquer M. Pruner-Bey. L'occiput du n° 6 n'a pas toutefois la forme franchement aplatie, plane des autres crânes; ce qui pourrait s'expliquer par le peu de durée de l'action déformatrice, le crâne ayant subi un léger mouvement de retour vers la forme arrondie.

En parlant de la genèse des déformations crâniennes, M. Virchow a dit que « les crânes synostotiques prouvent qu'à des désordres primitifs dans la structure du crâne a succédé une altération consécutive du cerveau (1). » En partant de cette idée, M. Virchow a été

(1) V. plus haut, p. 77.

amené à considérer le crétinisme et la microcéphalie comme pouvant être produits, en certains cas, l'un par la synostose prématurée de la suture sphéno-basilaire, l'autre par la synostose prématurée des sutures de la voûte du crâne. Et à l'appui de cette manière de voir on a invoqué les recherches de MM. Cruveilhier et Baillarger sur la microcéphalie.

Voici quelles sont les opinions de ces deux auteurs : M. Cruveilhier nous dit : « L'ossification prématurée des os du crâne pourrait-elle être considérée comme cause de la microcéphalie par rapetissement du cerveau? Cette idée est en opposition avec toutes les notions admises sur l'évolution du crâne. Tout annonce, au contraire, que le crâne ne se rapetisse, et que ses pièces ne se rapprochent et ne se serrent qu'à la suite du retrait du cerveau. Une compression extérieure exercée sur le crâne pourrait-elle amener la microcéphalie ? Cela n'est pas impossible, mais je ne connais pas de fait qui l'établisse d'une manière positive (1). » M. Baillarger admet simplement l'ossification prématurée au même titre que d'autres anomalies qui se rencontrent dans la microcéphalie congéniale, et alors que le développement intellectuel reste complétement nul ; ajoutant que « l'ossification prématurée pourrait ne pas se rencontrer au même degré chez les microcéphales dont la tête, quoique très-petite, est bien conformée, et dont l'intelligence acquiert un certain développement (2). » On voit que M. Cruveilhier est absolument en opposition avec la manière de voir de M. Virchow et que M. Baillarger, pour être moins ab-

(1) Cruveilhier, anat. path., *loc. cit.*
(2) Baillarger, *op. cit*

solu, n'avance rien qui l'autorise. M. Vogt qui a fait sur la microcéphalie les recherches les plus récentes et les plus complètes, partage entièrement l'opinion de M. Cruveilhier, et considère la synostose prématurée, qu'on rencontre assez souvent sur les crânes des microcéphales, non comme une cause, mais comme un simple effet (1).

Parmi les crânes synostotiques il en existe donc qui le sont devenus, consécutivement à des altérations ou à des anomalies cérébrales; le crâne qui fait le sujet de notre quatorzième observation en est un exemple manifeste, et on peut en dire autant des crânes n°s 13 et 15.

La plupart des auteurs admettent aujourd'hui que la synostose des os du crâne n'attaque pas sensiblement l'intégrité des facultés intellectuelles. Le scaphocéphale de Poméranie qui mourut à 38 ans dans le workouse de Stettin « ne fit jamais, en quoi que ce fût, soupçonner un dérangement de l'intelligence, « *never in any way gave rise to the suspicion of an unsoundness of mind* (2). » Le Dr Minchin nous dit aussi, à propos d'un jeune garçon de 13 ans, extrêmement scaphocéphale que « il était plein de vigueur et de santé, et n'eut jamais de symptômes qui pussent autoriser à soupçonner chez lui une affection cérébrale (3). » Chez les races plus ou moins primitives qui ont l'habitude de se déformer artificiellement la tête, on voit l'intelligence se conserver, malgré d'effrayantes difformités, et chez elles on n'a jamais remarqué qu'il y eût une proportion extraordinaire de crétins, d'idiots ou

(1) Mém. sur les microcéphales, p. 83-90.

(2) Dublin, Quart. Journ. med. sc., *loc. cit.*

(3) On synostotic crania, p, 36.

de fous. Je sais bien que MM. Foville, Lunier et Gosse sont d'un avis différent, mais leur opinion, que nous ne pouvons discuter ici, paraît beaucoup moins fondée que l'opinion contraire de MM. Morton, d'Orbigny, Scouler et Townsed. Le développement compensateur, qui se produit *nécessairement* aux endroits libres de toute compression, fait que ces cerveaux si déformés fonctionnent d'une manière normale.

L'équilibre se trouve ainsi rétabli, et l'organe, bien que sous une forme différente, accomplit la même fonction. Tel est aussi l'avis de M. Virchow, quand il dit que « les crânes synostotiques déformés n'impliquent pas nécessairement un trouble de l'activité intellectuelle, car une compensation de la sténose peut avoir lieu dans d'autres directions (1). » Aussi a-t-il raison, en ces cas, de considérer la synostose comme *pathologique*, mais non comme *morbide* (2).

Ce qui se passe sur les crânes déformés avec intention, nous devons l'admettre pour ceux dont une synostose prématurée a changé la forme, quand cette synostose n'est pas consécutive ou dépendante d'une altération cérébrale. Alors, comme chez les races à crâne déformé, un développement compensateur s'établira infailliblement du côté des sutures ouvertes. Toutefois, il est certain qu'une synostose générale de tous les os du crâne empêcherait ce développement, produisant ainsi une microcéphalie réelle; mais nous ne pensons pas que pareil fait ait été observé. Sur ces arrêts et sur ces

(1) V. plus haut, p. 75.

(2) Comp. rend. du Cong. d'anthr. et d'archéol. préhist., discours cité.

développements anormaux, M. Virchow, a formulé les deux lois suivantes :

La croissance des os crâniens soudés entre eux par une ossification précoce s'arrête dans une direction perpendiculaire à la suture ossifiée.

La compensation, preuve nécessaire de la régulation physiologique, se fait dans une direction contraire à l'axe de rétrécissement (1).

Mais il y a des crânes synostotiques et déformés qui se présentent à nous sans trace de développement compensateur. Cela tient évidemment à ce que la synostose est causée par une altération cérébrale d'une certaine étendue. C'est ce que nous remarquons sur les crânes n°s 13 et 14, où les parties déformées, au lieu d'être bombées, arrondies, pleines, sont au contraire affaissées, aplaties, concaves extérieurement, ce qui prouve un retrait manifeste de l'enveloppe osseuse, consécutif à un retrait semblable ou à un défaut de développement du cerveau. A ce genre appartiennent aussi les crânes microcéphales synostotiques.

Il ne faudrait pas cependant croire que toute synostose consécutive ne comporte pas de développement compensateur. Une lésion cérébrale très-limitée, suffisante pour déterminer une ossification précoce, n'empêchera pas toutes les autres parties saines du cerveau de se développer, et on comprend alors qu'un développement compensateur puisse s'établir. De plus, la lésion peut être considérable, mais sa nature l'obligeant à un accroissement continu, elle provoque sur le crâne des développements compensateurs analogues à ceux qui sont sous la dépendance d'un cerveau normal.

(1) Compt.-rend. Cong., etc. Discours cité.

Les crânes synostotiques hydrocéphales rentrent dans cette catégorie, et nous en trouvons un bel exemple dans celui qui fait le sujet de la cinquième observation.

Avant de terminer ces considérations générales, nous croyons devoir dire un mot sur les causes qui peuvent provoquer la synostose anormale. D'après M. Virchow, toute la série des accidents hyperémiques, inflammatoires peut la déterminer, soit qu'ils se manifestent dans les os mêmes, ou dans les enveloppes extérieures du crâne. Il se produit alors des synostoses primitives, ou mieux, indépendantes de toute altération cérébrale, et nous avons conclu, contrairement à M. Virchow, qu'à moins d'être générales, ces diverses synostoses ne pouvaient pas exercer une influence bien funeste sur le cerveau. Comme affections pouvant produire une oblitération précoce des sutures, nous citerons :

L'*hyperostose* qu'on doit rapprocher de l'*ostéité condensante*, en ce qu'elle détermine à la surface des deux tables de l'os une formation nouvelle de tissu osseux, le plus souvent compact; celui-ci envahit les cartilages suturaux et même le diploé. Aussi les crânes qui en sont affectés sont-ils pesants, durs, éburnés. On peut en voir un exemple remarquable au musée Dupuytren (n° 375). C'est le crâne d'un enfant de 18 mois. Tous les os sont fortement épaissis, surtout le pariétal et le coronal dont l'épaisseur varie entre 15 et 20 millimètres. Toutes les sutures sont soudées intimement à la surface externe, mais on en voit des traces à la surface interne, et la fontanelle médio-antérieure est encore assez largement ouverte. Il me souvient avoir vu dans la collection destinée au musée Carnavalet un crâne affecté d'hyperostose partielle disséminée. Quand une plaque hyperostotique se trouvait placée dans la continuité d'une suture, celle-ci était oblitérée en ce point, mais parfaitement ouverte dans les points où l'os était normal.

Les *exostoses*, suite de syphilis ou de toute autre affection agissent de la même façon. Pour s'en convaincre, on n'a qu'à examiner la série de calottes crâniennes qui se trouvent au musée Dupuytren.

L'*ostéoporose*, qu'on doit rapprocher de l'ostéite *raréfiante*, produit une raréfaction du tissu osseux et une augmentation de largeur de ses conduits vasculaires; ce qui donne à l'os atteint une apparence poreuse très-caractéristique. Souvent alors les os augmentent en épaisseur, et le crâne devient massif, solide, quoique très-léger. Le crâne du jeune Égyptien (n° 3) doit certainement à l'ostéoporose son état synostotique.

Un crâne mexicain qui se trouve au Muséum, dans la vitrine des crânes déformés artificiellement, nous démontre que l'ostéite traumatique provoque aussi l'ossification précoce des sutures. Sur ce crâne, le frontal est le siége d'une large fracture consolidée. L'os, par suite de ce travail, a acquis une grande épaisseur, et la suture fronto-pariétale, dans les points les plus voisins de la lésion, est presque entièrement soudée.

Il est très-possible que la périostite produise les mêmes effets; mais nous ne connaissons aucun fait de cette nature qui ait été observé.

Plusieurs auteurs, entre autres Turner (1), Welcker (2), Thurnam (3), Gosse (4), ont avancé que la

(1) W. Turner, On cranial deformities, etc., in natural history Review, 1864, p. 106. (2) Wachsthum nnd Bau, p. 15. (3) On synostosis, p. 28. (4) *Op. cit.*, p. 73.

pression qui avait pour but d'amener une déformation artificielle était très-propre à déterminer la synostose prématurée. Nous avons examiné, à cette fin, la plupart des crânes déformés du Muséum, et sur aucun d'eux nous n'avons pu constater cette particularité. Barnard Davis, de son côté, n'a pas été plus heureux, car il nous dit que, « sur près de 50 crânes semblables de sa collection, il en a observé très-peu où il y ait une tendance particulière à l'ossification précoce des sutures (1). »

Parmi les races inférieures, nous avons vu que les nègres se distinguaient par une prédisposition toute spéciale à la synostose prématurée. Chez eux la puissance de l'ossification, contrairement à celle du développement cérébral, est remarquable, puisqu'elle arrive à produire des os crâniens d'une grande épaisseur. C'est à ce défaut d'équilibre entre les deux systèmes osseux et cérébral, qui doit se produire souvent dans le jeune âge, qu'il faut rapporter la cause de la fréquence de la synostose chez le nègre.

L'oblitération précoce des sutures peut sans contredit être causée par un certain nombre des lésions cérébrales qu'on trouve dans la folie, l'idiotie, l'épilepsie, etc. ; elle doit aussi se rencontrer consécutivement dans les atrophies partielles du cerveau, bien qu'elle n'ait pas encore été signalée d'une manière positive (2). Le crâne n° 14 porte à sa face interne des traces bien évidentes

(1) On synostotic crania, note 1 de la p. 24.

(2) M. le docteur Cotard, qui a publié sur cette matière un travail récent (Etude sur l'atrophie partielle du cerveau, Paris, in-8°, 1868), signale comme fréquent, dans les cas d'atrophie partielle du cerveau, une épaisseur anormale des os du crâne, correspondant à l'hémisphère atteint, mais il ne parle pas de l'état des sutures.

d'altérations dont le siége ne saurait être placé ailleurs que dans le cerveau et ses enveloppes. Enfin, il ne paraît pas impossible que les lésions cérébrales et osseuses se manifestent parfois simultanément sous l'influence d'une seule et même cause, ainsi que cela arrive très-probablement quand les unes et les autres apparaissent durant la vie intra-utérine.

On voit qu'il reste encore dans l'histoire de la synostose anormale des os du crâne bien des doutes à lever, bien des points à éclaircir. Jusqu'à ce jour les recherches à ce sujet, y compris celles que nous venons de présenter, n'ont guère été entreprises qu'avec des matériaux insuffisants. Des observations nombreuses, faites sur le vivant et après la mort, peuvent seules résoudre la question d'une manière satisfaisante. Espérons qu'elles ne tarderont pas à se multiplier, et que l'œuvre savante commencée par les illustres professeurs d'Allemagne atteindra bientôt son complet développement.

TABLEAU I.

ÉGYPTIENS. — IVe Dynastie.

Nos.	Coronale.	Sagittale.	Lambdoïde.	Sp.-frontale. Sp.-pariétale.	Temp.-sph. Temp.-pariét.
1	Toute.	Toute.	Toute-(angl. mast.)	Les deux.	Les deux.
2	Toute.	1re, 2e, 3e div.			
3	Port. temp.	1re, 2e, 5e div.	P. moy. des branches.	Sp.-frontale.	
4	Toute.—(P.. compl.)	1re, 2e, 3e, 4e d.			
5	P. temp.				
6	P. temp.				
7		1re, 2e, 3e 4e d.	Toute à demi-oblitérée.	Sp.-frontale.	
8	P. temp.			Sp.-frontale.	
9	P. temp.	5e div.			
10	Toute.—(P. compl.)	Toute.	Toute à demi-oblitérée.		
11	Toute.—(P. compl.)	Toute.	Toute à demi-oblitérée.	Sp.fr. gauch.	
12	P. temp.			Les deux.	
13	P. temp.			Les deux.	
14	Toute.	Toute.	Toute à demi-oblitérée.		
15	P. temp.	3e div.		Sp.-frontale.	
16	P. temp.	3e div.			
17	Part. temp.				
18		3e, 4e div.			
19	Part. temp.				
20	Part. temp.	3e div.			

ÉGYPTIENS. — XIe Dynastie.

Nos.	Coronale.	Sagittale.	Lambdoïde.	Sp.-frontale. Sp.-pariétale.	Temp.-sph. Temp.-pariét.
1	Port. temp. sommet.	Toute à demi-oblitérée.	Moit. supérre des branch.		
2	Port. temp. et méd.	1re, 2e div.		Sp.-frontale.	
3	Toute.— (Sommet.)	2e, 3e div.	P. moyenne des branch.		
4	Port. temp. et méd.	Toute.		Sp.-frontale.	
5	Port. temp.				
6	Toute. — (P. comp.)	Toute.		Sp.-frontale.	
7	Port. temp.	Toute.			
8	Part. temp.				
9	Part. temp.			Les deux.	
10	Port. temp. sommet.				

TABLEAU II.

ÉGYPTIENS. — XVIIIe Dynastie.

Nos.	Coronale.	Sagittale.	Lambdoïde.	Sp.-frontale. Sp.-pariétale.	Temp.-pariét. Temp.-sph.
1	Toute.	1re, 2e, 3e, 4e d.			
2	Toute.	Toute.	Port. supérre des branch.	Les deux.	
3	Port. temp.	1re div.		Les deux.	
4	Port. temp.	1re div.			
5	Port. temp.	5e div.	P. moy. des branches.		
6	Port. temp.			Sp.-frontale.	

ÉGYPTIENS. — Époque Ptolémaïque.

Nos.	Coronale.	Sagittale.	Lambdoïde.	Sp.-frontale. Sp.-pariétale.	Temp.-pariét. Temp.-sph.
1	Port. temp.				
2	Toute.	Toute.			
3	Part. temp.	Toute.			
4	Part. temp.				
5	Port. temp.	2e, 3e, 4e, 5e d.			
6	Port. temp.	2e, 3e, 4e, 5e d.			
7	Port temp.				
8	Port. temp.	Toute à demi-oblitérée.			
9	Port. temp. et méd.	1re, 2e div. à demi-oblitér.	Part. moyen. des branch.	Les deux.	
10	Port. temp.				
11	Port. temp.				
12	Port. temp.		A demi-oblit.		
13	Toute.	Toute à demi-oblitérée.		Les deux	
14	Part. temp.				
15	Part. temp.				
16	Part. temp.				
17	Toute.	Toute.	Toute.		
18	Part. temp.				
19	Part. temp.				
20	P. temp. et méd.	Toute.	Moitié supre des branch.		
21	Toute.	Toute.	Toute—(port. mast.).	Les deux.	

TABLEAU III.

RACES INFÉRIEURES.

Nos.	Coronale.	Sagittale.	Lambdoïde.	Sp.-frontale. Sp.-pariétale.	Indications.
1	Toute à demi-oblit.	2e, 3e, 4e, 5e d.	Les 2 branch.	Les deux.	Néo - Caléd. N°s 2723.
2	Port. temp.				Id. — 2807.
3		2e, 3e, 4e, 5e d.	Sommet.		Id. — 2657.
4	P. temp.; le reste à demi.	2e, 3e, 4e, 5e d.	Moitié sup^{re} des branch.		Id. — 2720.
5	P. temp.; le reste à demi.	Toute.	Sommet.		Id. — 2817.
6					Id. — 2277.
7	Toute.— (Sommet.)	Toute.	Moitié sup^{re} des branch.	Sph.-front.	Id. — 2718.
8	Port. temp.	Toute.	Deux branch.		Id. — 1276.
9	Toute. — (P. temp.)	1re, 2e div.			Id. — 2815.
10		4e, 5e div.	Sommet.		Id. — 2281.
11	Toute.	1re, 2e div.			Id. — 2717.
12	P. temp.; le reste à demi.	1re, 2e, 3e div.	Sommet.		Id. — 2714.
13	Toute.	1re, 2e, 5e div.	Moitié sup^{re} des branch.		Id. — 2812.
14	P. temp.; le reste à demi	Toute à demi-oblitérée.	Som. Moitié br. gauche.		Id. — 2809.
15	Toute.	Toute à demi.	M. sup^{re} des br. à demi.		Id. — 2710.
16	Toute.		Moitié sup^{re} des branch.		Id. — ?
17	Toute.	Toute à demi.	Moitié sup^{re} à demi.		Id. — ?
18	Toute.	Toute.			Iles Andaman.
19	Toute. — (P. méd.)			Sph.-front.	Nègre du Gabon.
20		Toute.			Id.
21	Port. temp.	2e, 3e, 4e, 5e d.	P. moy. des branches.		Id.
22	Port. temp.				Id.
23	P. temp. à demi.	3e, 4e, 5e div.			Id.
24		4e div.	Sommet.		Nègre du Sénégal.
25		Toute.			Nègre (Afr.).
26	Toute à demi. —(P. temp.)	Toute à demi.	Moitié sup^{re} à demi.		Nègres du Musée de la Société d'anthropologie. (26 à 33)
27	Port. temp.	Toute à demi.			
28	Port. compl. droite.				
29	Toute à demi.	Toute à demi.	Br. à demi.		
30	Toute à demi.	Toute.			
31	Port. temp.	Toute à demi.	Som. à demi.		
32	Toute à demi.	Toute à demi.	Toute à demi.		
33	Port. temp.	3e, 4e, 5e div.	Moitié sup^{re}.		
34	Port. temp. à demi.	Toute à demi.	2 br. à demi.		Australien.— N°s 1526.
35	Toute.—(Sommet.)			Sph.-front.	Id. — 1509.
36	Port. temp.	3e, 4e, 5e div.	Sommet.		Id. — 3337.
37		3e, 4e, 5e div.	Sommet.		Id. — 1057.
38	Toute.	Toute à demi.	Point médian des branch.		Id. — 1525.

TABLEAU IV.

TABLEAU DES MESURES.

Numéro de l'observation......	1	2	3	4	5	6	8	9	10	11	12	13	14	15
Age........................	35	25	16	40	60	13	5	7	30	35	35	18	50	25
Sexe.......................	Hom.	Fem.	Hom.	Hom.	Hom.	Fem.	?	?	Hom.	Hom.	Hom.	Hom.	Hom.	Hom.
Circonférence horizontale......	520	478	497	510	560	470	450	470	460	490	496	476	504	498
Courbe fronto-iniale..........	320	290	310	315	350	300	280	290?	300	295	295	300	290	304
Courbe fronto-occipitale........	377	344	364	376	407	350	336	250?	343	345	367	352	335	345
Longueur du frontal.........	120	110	130	127	125	120?	115	120?	240	125	115	120	110	120
— des pariétaux.......	130	120	125	132	150	120?	115	105?		115	120	125	130	118
— de l'occipital.......	127	114	109	117	132	110	106	125	103	105	132	107	95	107
Courbe bi-auriculaire.........	340	290	300	335	280	286	287	338	325	320	338	?	325	325
Diamètre vertic. (pris à l'intér.).	135	120	120	135	110	125	115	110	124	130	128	?	110	134
— bi-auriculaire.......	110	98	96	114	119	100	81	76	98	113	112	?	118	116
— frontal minimum....	90	89	90	91	98	85	84	86	85	93	95	97	96	99
— inial..............	188	170	182	182	201	164	156	154?	160	170	170	164	178	170
— antéro-post. maxim.	190	172	185	184	212	164	160	170	164	170	182	168	180	165
— pariétal maximum..	144	132	126	134	132	124	122	128	134	143	142	134	144	143
Indice céphalique...........	75	76	68	72	62	75	76	75	81	84	78	79	80	86

EXPLICATION DES TABLEAUX.

Dans les trois premiers tableaux, se trouve indiquée la marche de l'oblitération des sutures pour un certain nombre de crânes d'anciens Egyptiens, de néo-Calédoniens, de Nègres et d'Australiens.

Les numéros de la première colonne verticale sont de simples numéros d'ordre. Les numéros qui sont dans la dernière colonne du troisième tableau sont ceux-là même des crânes dans la collection du Muséum.

Les sutures ou portions de suture entièrement ou à demi-oblitérées sont les seules indiquées. Quand après le mot *Toute* se trouve une parenthèse précédée du signe —, cela veut dire que toute la suture est oblitérée, moins la partie entre parenthèses.

Part., Port.,	signifient	partie, portion.	Div., D.,	signifient........	division.
P.,	—	id.	Moy.,	—	moyenne.
Temp.,	—	temporale.	Moit.,	—	moitié.
Compl.,	—	compliquée.	Som.,	—	sommet.
Méd.,	—	médiane.	Branch.,	—	branche.
Mast.,	—	mastoïdienne.	Br.,	—	id.

Le Tableau IV contient les mesures des crânes affectés de synostose anormale.

EXPLICATION DES PLANCHES.

Pl. I. — Crâne Trigonocéphale, provenant d'un cimetière indien de Rhode-Island; États-Unis d'Amérique. — Demi-grandeur. — V. p. 83 et 99.

Fig. 1. — Vue de profil.

Fig. 2. — Vue verticale.

Pl. II. — Crâne Scaphocéphale d'un aliéné Hydrocéphale. — Demi-grandeur. — V. p. 81 et 97.

Fig. 1. — Vue verticale.

Fig. 2. — Vue de profil.

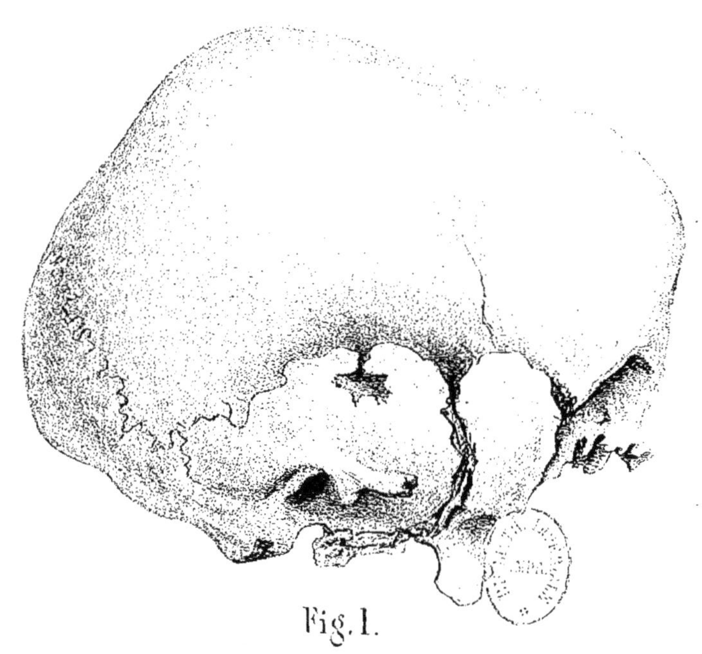

Fig. 1.

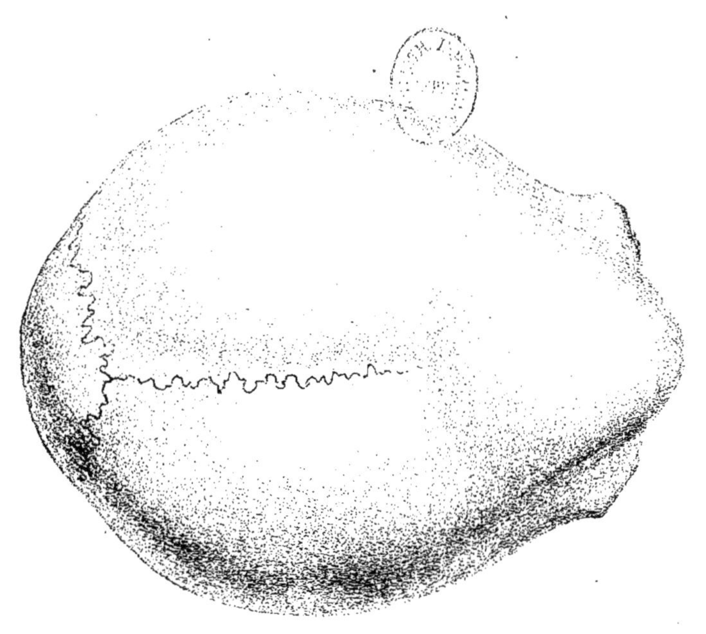

Fig. 2.

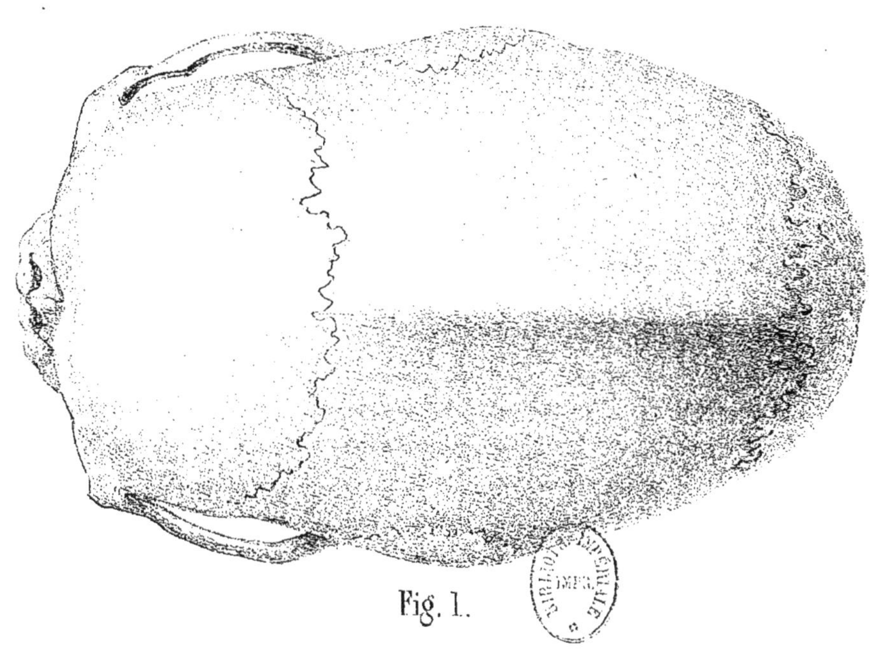

Fig. 1.

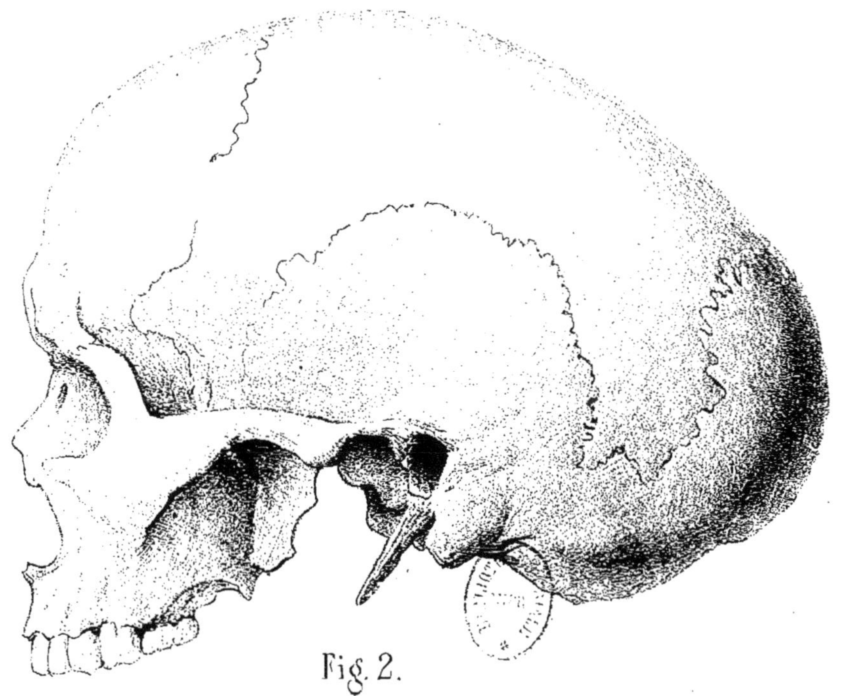

Fig. 2.

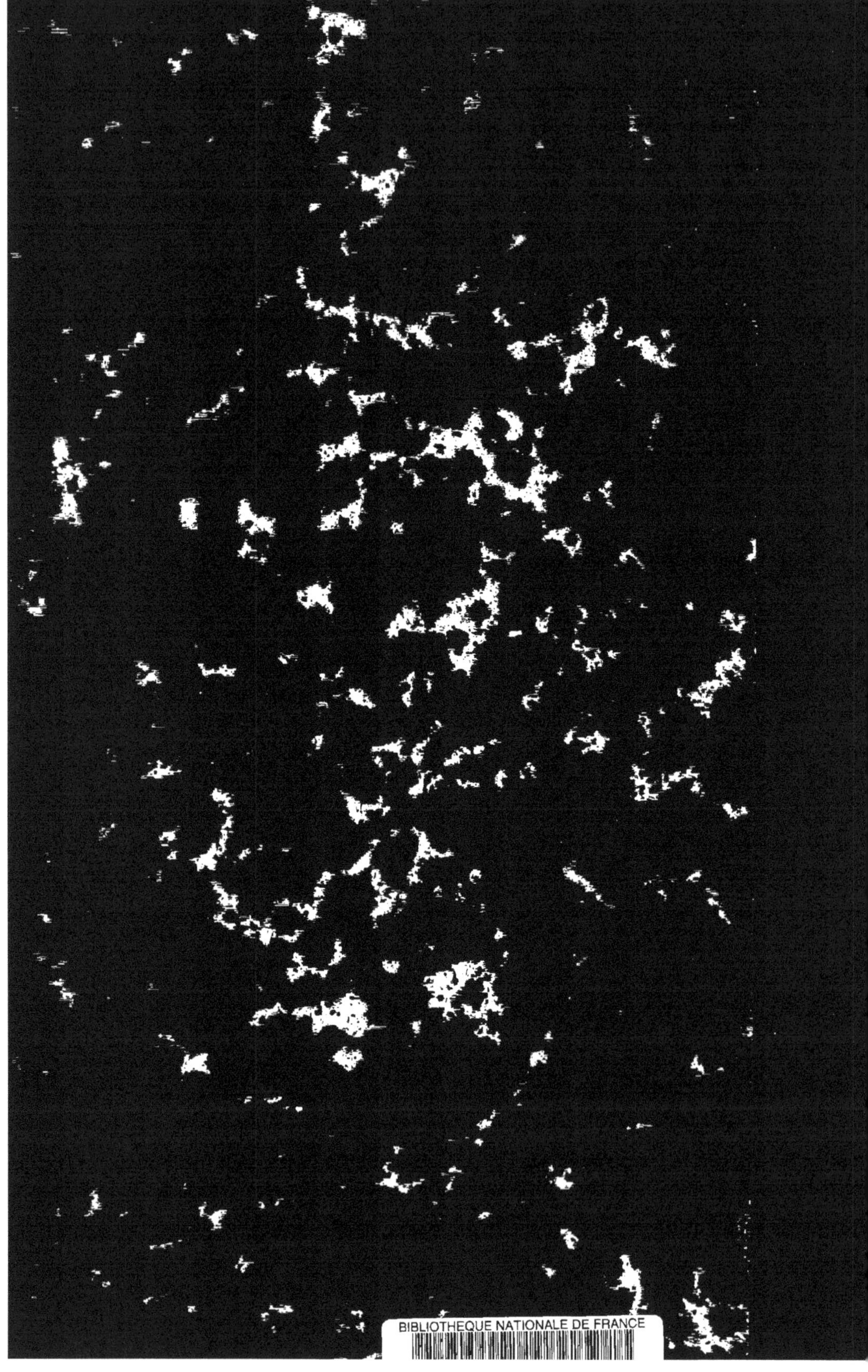

www.ingramcontent.com/pod-product-compliance
Ingram Content Group UK Ltd.
Pitfield, Milton Keynes, MK11 3LW, UK
UKHW012234240726
13966UKWH00003B/1099